Antología
Diagnóstico:
¿guerreras?

Primera edición: abril de 2021
Título: *Antología: Diagnóstico:¿guerreras?*
Selección de obras de Marta Garcês y Julia Baviano

© Ilustración de portada: Julia Baviano

© Ilustraciones, collages y obras plásticas interiores: Julia Baviano, Alba Galán Villalba, Ana Huedo Cuesta, Belén Vílchez Román, Isabel Iglesias Salas, Consuelo Pérez González, Lucas Baró, María Serrano Muñoz, Marshiari Medina, Marta Garcês, Martha Hernández, Marta Vilardosa Gómez, Minerva Moreno.

© Textos: Julia Baviano, Adana, Alba Galán Villalba, Alejandro Cano, Amanda Ruz, Andrés Dos Leyes. Ángel R. Larrosa, Ángel Lima García, Anna Balmaña Álvarez, Belén Gimeno Regal, Belén Vílchez Román, Búho Negro, Cristina Merino, David González, Elena Barrero, Enfermera Guerrera, Gema Salas Menocal, Patrizio Pérez Pacheco, Jessica Parente de la Primavera, José Ramón Vera, Jose Yebra, Laura Méndez Gil, Laura Navarro Garcés, Lourdes Ortiz Marzo, Mari Carmen Ortiz Marzo, Maite Doñágueda Ayala, Maite Núñez, María Isabel Ojeda Calleja, Maria Plana Nova, María Serrano Muñoz, Marshiari Medina, Marta Capelán, Marta Garcês, Noemí Ruiz Marín, Raquel Sánchez Tabernero, Rita Turza, Sara Induráin San Martín, Silvia Cano Moroba, Silvia Domínguez Navarro, Silvia Salvador Álvarez, Sonia Castelo Pérez, Tomás Vaca Dávila, Vanessa Zaccaria, Víctor Fernández Cruz.

ISBN: 9798709453487

email de contacto: martagarces84@gmail.com

Para Ana María, cada pedacito de estas historias forma parte de la tuya.
Para todas las personas que sufrieron y sufren esta enfermedad, sus familias, sus cuidadoras y cuidadores.
Con cariño a los profesionales que se dedican a tratarla, a los que investigan para darnos mejores tratamientos, ¡qué importante vuestra labor y cuanto queda por hacer!
Con cariño a las asociaciones de pacientes con cáncer, que actúan como un segundo hogar en muchas ocasiones.
Para todas las personas de alma limpia que han ofrecido parte de su arte para la realización de esta antología. Esto es posible gracias a vosotras.
Juntos es posible, juntas es posible.
GRACIAS.

Antología

Diagnóstico:

¿guerreras?

Prólogo
© *Marta Capelán (@dra_marta_capelan)*

Marta Garcês y Julia Baviano han sido las encargadas de coordinar y editar con gran destreza esta antología que engloba 51 testimonios - incluyendo relatos e ilustraciones - de 51 mujeres y hombres a las/os que el cáncer les ha tocado en primera persona o dentro del seno de su familia. Para Marta esta es la segunda antología centrada en el impacto que causa el cáncer en las personas que lo sufren. La primera fue hace cuatro años con el título: *"Diagnóstico Adelante"*.

La palabra **alma**, se repite en los relatos como si de un hilo conductor se tratase. ¿Qué es el alma? El concepto de alma ha interesado a los grandes filósofos de la humanidad, tales como Platón, Aristóteles, Santo Tomás de Aquino, San Agustín, Descartes o Kant, y a las grandes religiones de la humanidad. Para muchos de ellos, el alma se define como el componente espiritual del ser humano. Sin embargo, dado que en esta antología los vínculos afectivos cobran una gran relevancia, me parece acertado introducir el concepto de alma tal como lo describe el psicólogo humanista Joan Garriga en su libro *"Vivir en el alma"*. Garriga describe el alma como una inmensa red de resonancias que se caracteriza por un principio unitivo que nos conecta con los demás y, muy especialmente, con aquellos que estamos vinculados en lo sanguíneo y en lo afectivo, o en nuestro destino particular.

Los relatos nos invitan a descubrir lo más profundo del alma de estas personas y de sus familias: lo que sienten y lo que experimentan en el día a día. Por una parte, el miedo, el dolor, la rabia, la incertidumbre, las innumerables horas en los hospitales, así como las dificultades en la logística diaria. Por otra parte, el amor incondicional, la esperanza, el poder sanador de la escucha y de un hombro en el que llorar, las conversaciones de corazón a corazón, las manos que se entretejen en silencio, las miradas que expresan sin necesidad de decir nada. Todo esto descubrimos al leerlos, y especialmente descubrimos la valentía, la resiliencia, la honestidad y la fortaleza de todas estas personas - jóvenes, de mediana edad, en pareja, solteras, hijas, madres - a las que el cáncer se cruzó en sus vidas o en las de su familia en un momento inesperado.

Las ilustraciones también nos ayudan a conectar con el mundo interior de estas personas. Nos muestran sus anhelos muchas veces no expresados por el miedo a la reacción del otro y sus cuerpos con cicatrices. Cicatrices externas que reflejan las cicatrices internas de lo vivido, de lo que marcó un antes y un después para muchas de ellas. Cicatrices que muestran el camino recorrido y el coraje que les empujó a seguir adelante día tras día. Por ende, todas ellas mujeres guerreras, de ahí el título de esta antología.

Relatos e ilustraciones que se entretejen entre sí, con gran autenticidad, valentía y vulnerabilidad, creando una atmósfera de intimidad con el lector. Al leerlo, yo he sentido como si tuviese a cada una de estas personas delante de mí compartiendo su historia, como si se tratase de una amiga o una paciente. Durante la lectura he sonreído, he llorado y me ha movido a nivel profundo, no sólo por sus historias sino porque he recordado las historias de otras muchas mujeres con cáncer y de sus familias a las que he acompañado a lo largo de mis casi 20 años como oncóloga.

Me gustaría agradecer a todas estas mujeres y hombres su generosidad, valentía y autenticidad por descubrirnos su alma, sus profundidades más íntimas al compartir sus historias, y de este modo visualizar lo que ellas y sus familias han vivido al padecer un cáncer. Asimismo me gustaría agradecer a Julia Baviano y a Marta Garcês por brindarme la oportunidad de escribir este prólogo. Ambas saben lo importante que es para mí tener en cuenta, además de la parte física, la parte emocional y social de las pacientes.

Por último me gustaría finalizar con la siguiente frase: *"Cuando compartimos nuestras historias, sentimos que pertenecemos"*.

Los beneficios de la venta de este libro se destinarán a la lucha contra el cáncer. La donación se realizará a través de la Asociación "Endavant chic@s" que donará los beneficios al instituto de oncología médica del hospital Vall d'Hebron (VHIO) para seguir apoyando la gran labor investigadora que realiza.

Dra. Marta Capelán
Oncóloga especialista en cáncer de mama del Hospital Vall d'Hebron y experta en oncología integrativa.

Introducción

© *Julia Baviano (@guerrera_sarmata)*

CÁNCER, una sola palabra compuesta de seis letras que hace que tu vida se tambalee desde los más profundos cimientos hasta lo que tú creías que era un tejado seguro.

A veces no solemos escucharla en el momento del diagnóstico. Suelen emplear palabras como maligno, neo, carcinoma, malo... pero sabemos que su nombre verdadero es cáncer. Y, poco a poco, iremos conociendo sus apellidos y características, porque ninguno es igual, aunque todos compartan la misma onomástica. Como las personas.

Y allí te encuentras, delante de un desconocido que te cambia la vida tan sólo con una palabra. Tú que eres mujer u hombre, joven o adulto, incluso puedes ser un niño o una niña. Tú que quizás has sido, o no, madre o padre, tú que tenías en mente mil proyectos, tú que tienes a tu cargo a una persona dependiente, tú que no puedes dejar de trabajar porque eres la única fuente de ingresos, tú que te querías ir de viaje para celebrar que habías acabado la carrera, tú que estabas segura de que eso no te podía pasar a ti, tú que pensabas que nada peor te podría pasar... tú, como persona a la que se le para la vida.

Entonces comienzan a aparecer esos adjetivos que más de una vez has escuchado o has empleado para referirte a personas en tratamiento oncológico. Y esos adjetivos comienzan a ser aplicados para referirse a ti. En tu día a día se implantan letras que componen las palabras: guerrera, luchadora, valiente, fuerte, batalla, guerra, victoria...

La gente de tu entorno te repite esas palabras de forma tintineante, como cuando un grifo no cierra bien y las gotas se escapan: ganar la batalla, vencer al cáncer, actitud, plantarle cara al enemigo, tener un ejército, ir a la guerra, volver heroica.

Y tú ¿cómo te sientes con estas palabras?, ¿te identificas?, ¿te gustan?, ¿las utilizas?

He conocido a personas a las cuales este tipo de terminología les ha ayudado, han sacado fuerza, se han apoyado en ellas, principalmente durante el proceso de tratamiento con quimioterapia. Ese proceso en el que estás sanando y, contradictoriamente, más enfermo se te ve debido a sus múltiples efectos secundarios. Sentir que puedes acabar con esas células siendo una guerrera, y viendo como la guerra se lleva a cabo en tu interior. Esa imagen ronda por tu cabeza, te hace tener esperanza, pensar que tú puedes aportar algo, te involucra en la sanación.

He conocido, en cambio, a personas que reniegan de este tipo de terminología bélica, porque no se sienten ni guerreros, ni están en ninguna lucha o batalla. La única "contienda" se lleva a cabo en el interior, la quimio hace su trabajo e intenta acabar con el cáncer. El paciente tan solo se deja llevar, confía plenamente en su oncólogo/a o cirujano/a y se mantiene al margen. Él/ella no forma parte de una guerra, tan sólo quiere vivir.

Dos puntos de vista, dos opciones. ¿Cuál es la correcta? ¿Acaso hay una forma correcta de actuar frente al cáncer?

Igual que cada cáncer es diferente, cada persona también. Respetemos su actitud, su forma de enfrentarse al miedo, a la incertidumbre. Si la palabra **guerrera** arroja algo de luz en la sombra, bienvenida sea. Si en cambio lo hace la palabra **resiliencia**, también.

No somos quién para decidir cómo cada cual acepta su enfermedad. De ahí ese interrogante en el título, para que cada cual decida si quiere o no sentirse como guerrera.

Por último decir que, con respecto a este tema, sólo hay una cosa con la que no estoy de acuerdo y es con el término mal empleado de *"perdió la batalla"*. Cuando una persona fallece de cáncer no pierde ninguna batalla, pierde la vida. Con esas palabras responsabilizamos al paciente de algo que él no ha podido evitar.

Y si alguien pierde la batalla en ese caso, sería la **ciencia**, por no tener **recursos necesarios**, por no poder **investigar** lo suficiente, por no poder ofrecer nuevos fármacos o alternativas, por no poder frenar esta verdadera pandemia que lleva años entre nosotros/as y que se llama cáncer.

Para todos/as aquellos/as

cuya vida fue arrebatada

por el cáncer.

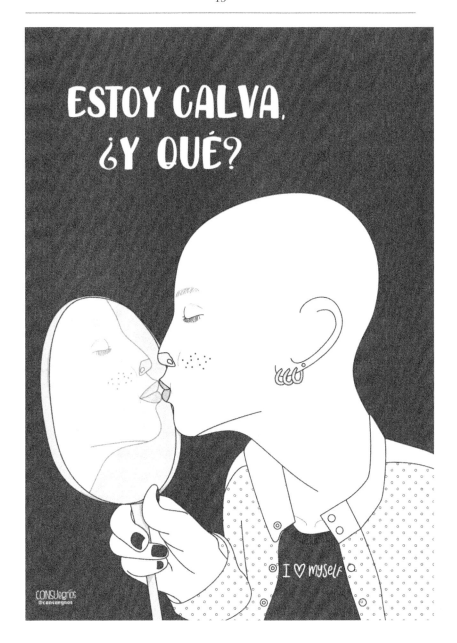

Ilustración **Estoy calva, ¿y qué?**, de © *Consuelo Pérez González (@consuegnos)*

La cicatriz

© Adana (@adana_1976)

Había esperado poco más de tres meses para esta primera cita. Quedó algo sorprendido que ella propusiera ir a la playa. Solo la idea de lo que podría venir después de un buen ceviche y un remojón en las olas lo mantenía algo entusiasmado. El sol y él no eran muy buenos amigos. De entrada, lo primero que ella hizo fue desvestirse e ir corriendo a darse un chapuzón. Lo dejó cuidando las cosas, prometiendo volver pronto. Ni lo dejó hablar. Tuvo la ligera sensación de no ser tomado en cuenta. Pero estaban ahí y ella pronto volvería.

Apenas la divisó de vuelta se puso las gafas para poder contemplarla. El sol comenzaba a calentar. Ella lucía tan bien llevando aquel bikini. Por ahí captaba alguna que otra curiosa mirada femenina, a causa de su cicatriz. Las miradas masculinas ni se percataban de ella, se centraban en sus gloriosos pechos recubiertos de algo de arena. Era inevitable para él mantener la mirada en el abdomen. Estaba algo impactado. Ha de haber sido labrada a fuego, pensó él. La idea de una quemadura, del grosor de un dedo, que sigue un recorrido que va del nacimiento de los senos hasta el inicio del vello púbico era algo inverosímil. Pero era consolador pensar que ese había sido su origen.

El pensar en un corte de esa magnitud, lo llevó a experimentar un estremecimiento a lo largo de la espina dorsal. Se le vino a la cabeza la imagen de un pollo muerto al cual se intenta partir en dos para destriparlo y trozarlo, y no se logra destripar y mucho menos trozar. Sin embargo, queda ahí tirado abierto en dos. Le sobrevino la idea de un pollo vivo, que se mantenía vivo, luego de un fallido intento de destripe. Sintió un estremecimiento, esta vez de la cabeza a los pies.

Esa marca sólo puede ser producto de una cirugía médica. Buscaba, a simple vista, las huellas del drenaje. Vio como la cicatriz se adelgazaba bordeando el ombligo, como si fuera un caminito al borde de un barranco. Era médico y sabía perfectamente que semejante cirugía, debe haber ido acompañada de un sistema de drenaje. Probablemente seis u ocho agujeros. Estaba completamente concentrado en ubicarlos. Los encontró, lustrosos, cual ocho botones, de un saco cruzado color beige. Similar al saco que llevó el día de su matrimonio. Se sintió algo aturdido al percatarse que ella lo miraba.

No podía descifrar el tipo de cirugía. Era neumólogo desde poco antes de divorciarse hace algunos años atrás. Estaba familiarizado con decenas de cicatrices ubicadas bajo el pecho. Las cirugías renales dibujaban marcas laterales. Las del corazón medianas dagas en medio del pecho. Exhaló el aliento, algo contrariado por el sol. Le entró el impulso de querer besarla. El origen de esa cicatriz encierra mucho dolor a simple vista, pensó mientras controlaba el impulso. Se percató del corte impecable, a pesar de ser aparentemente una cirugía muy antigua.

"Nefroesplenoapendicectomía. Riñón, bazo y apéndice en una sola operación, a causa de un tumor congénito. Me abrieron como a un pollo del mercado y me volvieron a coser. Me salvaron la vida poco antes de los tres años", dijo ella sonriendo mostrando orgullosa el abdomen mientras se

sentaba al lado. Las gotas de mar que caían por el vientre lo embelesaron.

O quizá el haber coincidido en la idea del pollo partido en dos. Entonces la miró de manera indescifrable. Algún día besaré esa cicatriz, dijo inexpresivamente. La cara de asombro de ella le hizo saber que sería el primero en hacerlo.

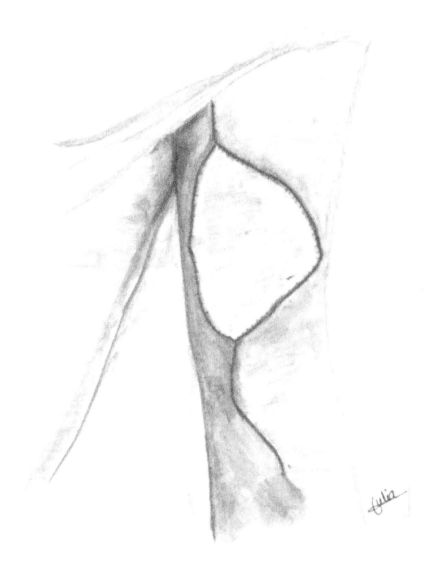

Ilustración de © Julia Baviano (@guerrera_sarmata)

La cita
© *Adana (@adana_1976)*

Sentada frente a él con el dorso completamente desnudo, buscaba con ansias su mirada y él la rehuía...

Quizá había sido demasiado osada al hacer ese striptease mientras se desnudaba de la cintura para arriba. Reconocía que incluso había sacado pícaramente la lengua mientras se quitaba la camiseta blanquirroja[1] que llevaba puesta. Hoy ganamos a Bolivia 3 a 1, le dijo sonriente, mientras se desabrochaba el *brasier*. Pensó que era una buena forma de romper el hielo. Pero vamos, no era para que él se intimide así y esté tan callado. Esa no era la idea.

Trató de cerrar los ojos mientras se dejaba tocar los senos, pero le fue imposible. Deseaba interpretar aquello que él no decía y no dejaba de observar. Él seguía sin devolver la mirada, ni siquiera la miraba de reojo. En un momento estuvieron frente a frente, ella podía sentir su aliento amalgamado, y aun así él seguía sin mirarla.

Llevaba años interactuando con médicos. Todos suelen ser muy distantes, pero ella sabía sacarles una sonrisa y más. Recuerda que alguno llegó incluso a invitarla a salir, hace no mucho. Intuía que algo no iba bien. No es usual que se queden tan callados mientras la tocaban.

¿Todo bien? Preguntó ella. Y él quedó sin responder. ¡Diablos! Ese silencio no era nada bueno.

Justificó la actitud de él aduciendo que debía estar molesto, se había perdido el gol de Guerrero[2] por estar con ella. Y ese sí que debía de haber sido un golazo. El gol del boliviano en cambio debió haber sido monse. Muy monse. La mirada de él la descolocó de sus pensamientos. Pensó que había escuchado mal, pero no. Él la estaba llamando corazón mientras la miraba fijamente y le explicaba no sé qué.

Eso no está nada bien, se dijo a sí misma. Primero tanta distancia y ahora tanto cariño. Estaba acostumbrada a que fueran fríos al principio y que luego la abordaran con mil y una preguntas. Pero esto, era lo último que esperaba.

"Te voy a realizar en este mismo instante la biopsia, corazón. Así que necesito que te eches y cierres los ojos porque esto podría dolerte un poco. Todo va a estar bien preciosa."

Soltó una sonrisa mientras pensaba, ah sí, ahora soy preciosa. Claro, como ya me ha visto las tetas. Entonces cayó en la cuenta de que la biopsia sería en el acto. Esto no está para nada bien. Se dijo por enésima vez.

El pinchazo de la biopsia vino acompañado del gol de Farfán[3]. Se escuchó a lo lejos un festejo.

"Volteamos el partido" le dijo él mientras sonreía y colocaba un líquido grisáceo a un frasco al cual le puso una etiqueta con su nombre.

La tomó de la mano mientras le ayudó a sentarse. ¡Diablos! Ahora habla, sonríe y es amable. Eso no está nada bien.

"Vamos a necesitar algunos exámenes y..." Ah no, eso no. Estaba acostumbrada desde niña a los

médicos. Y esto no estaba para nada bien. Todos mantenían la distancia luego de auscultarla.

"Los resultados van a tomar un tiempo. Sería conveniente que la próxima vez no vengas sola"

No. Él no la iba a dejar así nomás como si nada.

"Doctor, dígame de una vez si es cáncer".

La frase de ella, lo dejó sin defensa, vino como gol de media cancha.

"Es probable que sí".

¡Bingo! este ya está aflojando en una.

¿De qué estadio podríamos estar hablando?

"El tumor es grande. Tiene más o menos un año. Podríamos estar hablando de un estadio II o III. Probablemente III. Eso es lo que necesitamos confirmar"

¡Bien! este ya cayó. Nunca aflojan sin tener resultados. Pero él mismo le había sacado la muestra para la biopsia y al ojo debía saber el resultado. Ahora sólo quedaba saber ciertos detalles.

"Todo va a estar bien, corazón"

Sí, doctor, todo va a estar bien. Asintió ella.

Ahora ambos se miraban. Ahora ambos sonreían.

Anotaciones texto:
1. *Blanquirroja: nombre que se da a la camiseta oficial de la selección peruana de futbol por ser de color blanco y rojo.*
2. *Guerrero: alusión al jugador peruano de futbol Paolo Guerrero*
3. *Farfán: alusión al jugador peruano de futbol Jefferson Farfán*

Empieza, acaba y vuelve a empezar
© *Alba Galán Villalba (@albagv90)*

¡¿Qué demonios ha cambiado para que me encuentre aquí, siguiendo las coordenadas de esta dichosa aplicación para adolescentes?! ¿Tan aburrida es mi vida? Pues Alba, seamos sinceras, un poco sí. Al menos está muy lejos de parecerse a la vida esa que llevabas en la que te peleabas con Albert Einstein, para que añadiera a su teoría espacio-tiempo, unas horitas a las veinticuatro restantes y estresantes. Si lo sumamos a tu instinto conspiranoico, tiene como resultado que estés a los pies de una montaña. Solo espero que ese no sea el único cometido de la aventura de GPS con voz irritante, pues entre las temáticas a elegir de la "app": paranormal, dinero y "sobre ti", la única que me inspiraba un poco de confianza era la última. Los usuarios que la utilizan graban la experiencia y la suben a redes sociales, probablemente son videomontajes y dramatizados. Aunque esperaba que el destino que mandase fuese el barrio donde me crié, mi colegio, o algo similar.

Observo qué me rodea. No hay más que un sendero venerado por una multitud de árboles, piedras y maleza. Podría ser más descriptiva, pero con el campo me pasa algo similar que a los hombres con las tonalidades de los colores, veo a todos iguales. De hecho, si me he detenido a mirar, ha sido tan solo con la esperanza de encontrar la respuesta por aquí abajo. Pero parece ser que la maldita aplicación tiene más ganas de marcha que yo, y su pretensión es que coja "*la verea pa lante*" y suba por sus faldas. Yo y mi sentido de la orientación vamos a perdernos, seguro.

Siento alivio al ver a un señor, de unos 70 años, pero esbelto y con chándal elegante. Le adelanto mientras cruzamos una sonrisa y un *"buenos días"*. ¡Qué bien cruzarte a la gente haciendo deporte y poder ver su rostro libre de mascarilla, respirando aire puro! Él estaba detenido y caminaba tras de mí, en otra circunstancia me incomodaría, incluso podría entrar en estado de pánico, pero es de esas personas de mirada limpia, que desprenden un aurea pura y yo soy muy de este tipo de energías para el desarrollo de mis relaciones sociales.

- *Emm... no te había visto nunca por aquí, suelo hacer esta ruta todas las mañanas. ¿Es la primera vez que vienes al Puig Campana? Perdona, qué maleducado, mi nombre es Manuel, un placer.*

Hacemos el amago de darnos la mano, pero dadas las circunstancias y que se me ha olvidado el gel hidroalcohólico, ambos retrocedemos en la idea.

- *Alba, el placer es mío. –Sonreímos-. Honestamente es la primera vez que vengo, ni siquiera sé a qué y tengo tremendo terror a desorientarme. ¡Por cierto!, eres exactamente igual que un señor que conocí en el hospital de San Juan. Si ves que voy a un paso demasiado rápido, avísame.*

- *¿En serio crees que no puedo aguantar tu velocidad? –Se le escapa una carcajada-. ¿Y qué hacías allí? ¿Eres enfermera?*

- *¿Por qué si una mujer trabaja en un hospital tiene que ser enfermera? ¡Podría ser directora de quirófano! Pero no, aunque me quedan* *muy pocas profesiones por probar, estaba allí para extirpar un cáncer que se había hecho dueño de mi lengua y que no sabía con quién se metía. Por eso hablo como si me hubiera tomado tres carajillos.*

- *Entendido, enfermera, negativo. Paciente feminista con agallas positivo. –Reímos-.*

Me encanta el sentido del humor de Manuel, ¡hasta en eso se parece a mi amigo de hospital Andrés! No he podido evitar recordar ese día, esa noche, el km 0. Lloré más que en toda mi vida, además con un llanto de realidad que jamás había experimentado. La mujer de Andrés estaba ingresada tras una caída, pero consecuencia de unos episodios, síntomas de alzhéimer en todo su esplendor tras el golpe. Andrés estaba convencido que era al revés, que en cuanto se recuperara de la caída y volvieran a casa, Ana volvería a ser "su Ana". Siempre pensé que la primera vez que se me rompería el corazón sería por algún amor, y no, Andrés y Ana me rompieron el alma. Cada una de las trescientas veces en las que ella durante la noche repetía en bucle, "empieza, acaba y vuelve a empezar… empieza, acaba y vuelve a empezar…", salía de mis ojos una lágrima con un trocito de mi corazón. Su marido, sosteniendo su mano le preguntaba utilizando el humor para encontrar la cordura, "¿Qué empieza la novela, Ana? ¡Si se acaba te la pongo en Netflix!"

Yo sabía que lo que a Ana se le escapaba era la vida. Lo que empezaba, acababa y volvía a empezar en baremos de diez minutos, era su vida. Y yo estoy aquí, viva, en ocasiones desolada, pero viva.

La ruta tiene una duración aproximada de tres horas y media. La subida conlleva la mayor parte del tiempo y apenas quedan diez minutos para llegar a la cima. Aunque puedo ser súper tímida y extremadamente comunicativa, con Manuel me he sentido lo suficientemente cómoda como para contarle prácticamente toda mi vida y conocer un poco de la suya. Aun con un tercio de lengua, hablo mejor que escucho. Soy una gran vendedora y no lo he podido hacer mejor vendiéndole mi vida como si de un cuento de hadas se tratase, pero ha durado poco. La Alba emocional ha salido al escenario desnuda, mostrando los miedos de una mujer que tiene que construir su vida de nuevo.

- *¿Sabes Alba? Me alegra profundamente conocer la cara mala de tu mundo, como decía el gran Pau Donés. Pero la cara buena de tu mundo no me la contabas de forma tan consciente e interiorizada. Creo recordar que tienes un compañero de vida con el que compartes a dos pequeñas que son tu gasolina, una familia unida que es tu garantía, una capacidad de crear que te mantiene mentalmente viva, una amiga a los pies de tu cama al salir de una operación y veinticuatro horas, hoy, ahora, para nutrirte de esos regalos de la vida.*

Suelto una lágrima de agradecimiento, del sincero, porque necesitaba este estado de consciencia de lo que me rodea y lo que tengo. ¿Pero, y lo que soy? Manuel parece caído del cielo, pero esperaba algo más simbólico de la misteriosa "app". Recuerdo que mientras más cerca estabas del objetivo, más preciso era el GPS para encontrarlo, así que saco el móvil y me desvío hacia donde me indica.

Está ahí, en este texto grabado en una roca, que cuenta la leyenda del Puig Campana y del gigante que provocó ese surco tan característico que tiene en la cima. Y encontré esa parte de mí que me faltaba, lo que soy.

"Y el gigante golpeó tan fuerte que pensó sería suficiente. Pero ella sigue ahí,

más bella que nunca, superflua, inerte".

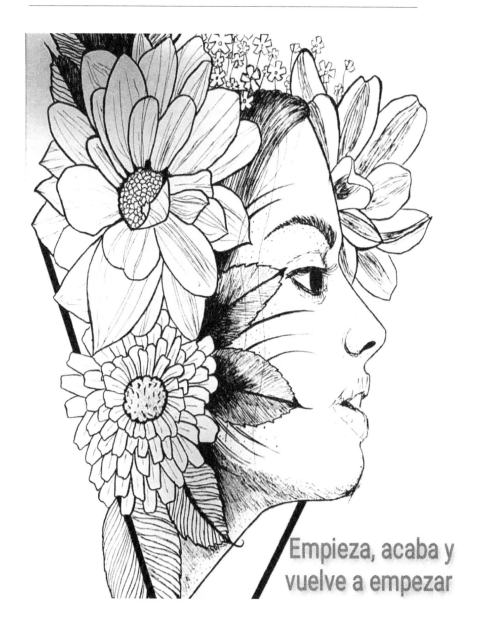

Ilustración de la autora.

Ellas y yo
© Alejandro Cano (@ciudadano_cano)

Tu vida, mi muerte, ellas sufriendo
El color de la sangre derramada
la calavera más macabra
Y ver el tipo de la parca en el espejo
No me asustan esos iconos retrógrados
No me avergüenza ver mis carnes caídas
ni mis mechones dispersos por el suelo

Mi dolor, tu dolor, el de ellas sufriendo
sigo luchando a diario, sin miedo
para demostrarte quien soy
aunque no vea rastro alguno
de empatía en los demás
no podéis vencerme con silencios
ni siquiera invisibilizar mi causa

Ahora vivo con el dolor de todas ellas
Me acompañan y respiro aliviada
Sus muertes, mi dolor, es un recuerdo
Una enfermedad no será mi final
Ellas sufrieron y vivieron. Estoy viva
He salido del túnel, siempre hubo luz
vuestras velas me acompañaron
Y ahora puedo brillar de nuevo

La belleza reside en nosotras
© *Amanda Ruz (@_amandaruz)*

He conocido el miedo,

la pena, la incertidumbre.

La nostalgia de una vida que se escapa

en los ojos de una mujer, de regreso a casa.

He asumido el llanto,

la angustia, la rabia.

Bajo el conocimiento de que no anidaba sola en su cuerpo

y se sentía descalza.

He rezado a la ciencia.

Le he pedido a la honestidad sus condolencias.

Me he aferrado a un vago sentimiento de esperanza

y me he obligado a desenterrar fuerzas

que no sabía que aún guardaba.

Hay campos de batalla, en los que nunca nos figuramos estar

pero los posos de la experiencia recitan, que la vida, es un juego de azar.

Nos damos la mano y sacamos la artillería.

Tranquila, tan solo te están concediendo la oportunidad

de demostrar tu valentía.

Entonces el dolor hizo un inciso,

supo volverse opaco entre tus latidos.

Conseguimos percibir la esencia de la victoria

y la acunamos en nuestras manos,

con la delicadeza del que conoce la efimeridad de las cosas.

Siempre reservamos un pasaje para las segundas oportunidades

y este era el momento de aprovecharlo.

La belleza reside en nosotras

y aflora tras cada muro que derribamos.

Cáncer

© Andrés Dos Leyes (@andresdosleyes)

Es una de esas palabras que cada vez que la oyes
se te estremece alguna parte del cuerpo.
Por desgracia, tanto tú como yo,
como casi cualquier persona que conozcas,
lo ha sentido ya sea en su propia piel
o en la cercanía de una persona querida.

Algunos no lo han contado,
algunas nos hablan de ello,
otros lo guardan en su memoria,
otras prefieren no hacerlo.

Espero que estas líneas se entiendan
con el mismo respeto
con el que las estoy escribiendo.

No hay ningún camino mejor.
No hay ninguna voluntad mayor.
Como si todo dependiera del esfuerzo
y de las ganas que cada persona
tenga de seguir viviendo.
Eso no sería nada justo.
Tampoco es algo cierto.

Nadie tiene la obligación de ser
fuerte o de ser valiente
ante una situación
que no debería de existir.

Pero hay una cosa que sí podemos hacer.
Acompañar.
Estar.
Formar parte.
Ser.

Luchar para que se destinen
los recursos necesarios
para que algún día este poema
deje de tener lugar y sentido
ante algo que siempre
va a salir bien.

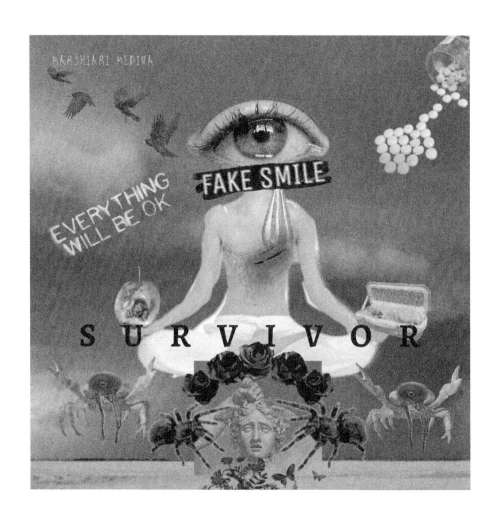

Collage *de © Marshiari Medina*
(@moncherry_cherry)

La libreta

© *Ángel R. Larrosa (@larrosabondia)*

Fue su fiel compañera durante trece días.

Azul, tamaño de cuartilla, de muelles, de hojas cuadriculadas, tapas de cartón blando. Una simple libreta. Pero nunca tan poco escuchó tanto. Nunca tan poco abarcó tanto.

La descubrió la mañana en que su despertar viajó hacia un dormir de plástico, un dormir de monitores, de electrodos, de drogas, un dormir de venas abiertas, de tubos, de pulmones cansados empujados a respirar, un dormir de lucha por la vida, de voluntad por seguir, por ser.

La descubrió la mañana en que se despertó sudando incertidumbre, miedo e impotencia.

La vio y la libreta le dijo "Aquí estoy, soy tuya, sé que me necesitas, sé que puedo ayudarte".

Él la abrió y empezó a escribir, vio que sus sentimientos se convertían en tinta y notó que esa tinta tenía fuerza, entonces comprendió que esa era su arma: Escribirle a ella.

Escribir para ella.

Siempre con la sensación de que ella oía lo escrito, siempre con la intención y la seguridad de que leería lo escrito, siempre convencido de que así ella viviría el tiempo dormido.

Y la libreta poco a poco se fue preñando:

mientras viajaba en autobús,
mientras se impregnaba de aromas menú del día,

mientras recibía un rayo de sol furtivo,
mientras se le llenaba el pantalón de migas de croissant

o le caía algún goterón de aceite en la camisa,
mientras unos niños llenaban de risas un parque,

mientras una luz mortecina de UCI alumbraba canciones de Joan Isaac, Lluis LLach, Ana Belén o Pablo Milanés.

Durante trece días la libreta gestó

excursiones,
deberes escolares,
juegos
y enfados infantiles.

Durante trece días gestó

esperanzas e ilusiones,
miedos y rabias.

Durante trece días gestó

besos y caricias.

Durante trece días gestó

paseos interminables
por pasillos asépticos.

Durante trece días gestó

miradas temblorosas.

Durante trece días gestó

doce noches envueltas en niebla.

Siempre en su mano, siempre junto a él, siempre escuchando, siempre dispuesta;

durante trece días gestó

recuerdos para ella.

....

"Te has despertado y me has visto, te he explicado el plan de tu hija para esta tarde y me has entendido. Esta carta ya no tiene razón de ser.

Pero esta carta no acaba como todas las cartas, con una despedida; esta acaba con un: buenos días, con un hola, con un bienvenida. Bienvenida a tu hija, bienvenida a tus padres, bienvenida a mí, bienvenida a todos los que te quieren.

Hasta que vuelvas a casa buscaré un rinconcito acogedor de tu habitación para acurrucarme y en silencio, en la penumbra, mirarte y admirarte y besarte en el silencio y en silencio quererte muy fuerte y muy en silencio".

Y dejó de escribir.

Cerró la libreta, se llevó un dedo a la frente y con un gesto casi militar se despidió de ella. Por primera vez desde hacía trece días salió de casa sólo.

Salió sabiendo que pronto la libreta pariría.

Salió de casa para regresar al Hospital.

Para regresar a su hogar.

Recuerdo

© *Ángel R. Larrosa (@larrosabondia)*

Recuerdo aquella conversación entre él y ella.

Estábamos en la puerta del colegio esperando la salida de los niños, él defendía las bondades de tener un perro en casa, ella se negaba en redondo. Recuerdo que les saludé al llegar, aprovechando un instante de tregua en la batalla, y recuerdo que después me sonreí pensando que aquella era una conversación mil veces mantenida por mil padres diferentes.

Pasó el tiempo, y durante ese transcurso recuerdo salidas y excursiones conjuntas: nosotros, otros padres y muchos niños. Y en ellas, recuerdo a su hija mimando una lagartija o intentando adiestrar un saltamontes. Recuerdo, también, a su madre siguiéndola con la mirada y gestos de su padre cargados de argumentos.

Y recuerdo el primer día que vi a los cuatro juntos: a los padres, a la hija y a Nina, la perrita. Los recuerdo paseando por el parque intentando controlar esos tres peludos meses llenos de energía y ganas de juego. Recuerdo, también, a otros niños arremolinándose a su alrededor, recuerdo al mío corriendo para ver ese nuevo miembro de la familia y recuerdo a la hija: seria, circunspecta, importante, orgullosa.

Recuerdo que sus padres se sentaron junto a mí en el banco y que me explicaron la reacción de la niña cuando supo que aquel cachorro que le mordisqueaba los cordones del zapato era suyo. Me dijeron que la emoción la superó, que tardó horas en articular palabra.

También recuerdo las normas que establecieron: Viviría en la terraza, no se subiría a las camas, no subiría al sofá, y "que la saquen ellos", recuerdo que dijo la madre. Me sonreí. Desconfiado visualicé inmediatamente a Nina dentro de casa y encima del sofá. Así se lo dije, y recuerdo su convencimiento de lo contrario.

Recuerdo cruzarme con ellos muchas veces, por la calle o en alguna plaza, algunas iban los cuatro juntos, otras solo el padre y Nina y más de las acordadas era la madre la que esperaba fuera del área para perros del parque. También recuerdo ver esporádicamente a la niña con una bolsa de plástico en la mano, agachada y con cara de asco, aunque siempre acompañada de uno de sus padres, aún era pequeña para encargarse ella sola.

Cuando los veía siempre les preguntaba, cómo iba el tema de las normas, si se mantenían firmes o eran laxos en su aplicación y recuerdo mi sorpresa cuando me contestaron que sí, que sólo habían cedido en una de ellas, en la de dormir en la terraza. "Los lloros de las dos a un tiempo y el frío del invierno son unos muy duros argumentos", me dijo uno de los padres, no recuerdo quien. Sobre el sofá la intransigencia era máxima. Me explicaron que si bien la niña entendía lo de la cama, no acababa de aceptar lo del sofá, que ella quería abrazar a Nina como si fuese un peluche, realmente lo parecía la perrita, pequeña y peluda como era, y que es muy incómodo hacerlo tiradas en el suelo.

Y era verdad. Recuerdo el sábado que me invitaron a tomar café en su casa, la niña veía los dibujos animados sentada en el suelo con la perrita en su regazo mientras luchaba contra el sopor de la sobremesa, yo la veía dar cabezazos y esforzarse por mantener los ojos abiertos, veía como su cuerpo iba pasando paulatinamente de la rigidez a la laxitud; recuerdo haberle propuesto recostarse en el sofá y recuerdo su queja: "Con la Nina no puedo, no nos dejan" me dijo resignada "y quiero abrazarme a ella".

Sus padres sonrieron. La niña se quedó dormida cuan corta era sobre el parqué, momento en que aprovechó Nina para liberarse, venir a mis pies y suplicarme una galleta. Recuerdo al padre apagando la tele, tomando en brazos a la niña y acostándola en el sofá. "Cuando despierte se enfadará, ¿un poco más de café?" me dijo.

Así fue, se enfadó.

Y así fue muchas veces. Pese a la insistencia continua de la niña, pese a los intentos perseverantes de Nina, el sofá continuó siendo territorio prohibido, me decían cuando coincidíamos en algún lugar.

Un día me dieron la noticia. Lo recuerdo como si fuese ayer. Cáncer. Me lo dijo ella misma, la madre, la enferma, también frente a la puerta del colegio. Me lo dijo quitándole importancia, explicándome el tratamiento y la futura operación con el tono de quien habla de unas próximas vacaciones ya planeadas. Me lo dijo, lo recuerdo perfectamente, sonriéndome, como consolándome.

Recuerdo que hubo ingresos en el hospital, largos, muy largos, contados por meses.

"Se ha complicado el tratamiento" me dijo el padre. Recuerdo que me habló de reacciones alérgicas al tratamiento, de que todo se postergaba, de que todo se enturbiaba. Recuerdo que Nina se mudó a casa de una hermana del padre, que la niña se mudó a medias a casa de sus abuelos maternos, que el padre pudo dejar momentáneamente de trabajar gracias a la comprensión de su jefe y que vivía entre el hospital y su casa, y la casa de sus suegros.

Lo recuerdo azacanado, intentando llegar a todo: a las extraescolares de la niña, a sus deberes, a las visitas de los médicos, a no dejar sola a su mujer, a los quehaceres de la casa, al cine infantil. Lo recuerdo ojeroso y lívido aquel sábado que lo vi subiendo al coche; llevando a su hija a ver a Nina. "Allí tampoco se sube al sofá" recuerdo que me dijo y su boca se esforzó en dibujar una sonrisa.

Y un día la vi. Con su pañuelo en la cabeza, caminando despacio, delgada, débil, pero con color en las mejillas y, sobre todo, y recuerdo que eso fue lo que más me alegró, con color en la mirada. Llevaba a Nina de la correa.

La perrita caminaba despacio, al ritmo cansado de la mujer, junto a sus piernas, obviando olores, palomas y a otros perros, acompañándola, respetando sus carencias. Era una perra distinta. La recuerdo incluso con una mirada diferente, de responsabilidad. Nos paramos a charlar y la correa cambió de manos, a las del padre, y también cambió la mirada de Nina y comenzó a dar tirones y a exigir su pelota y a querer perseguir palomas. Pasó, al fin, a las manos de la niña y ambas salieron corriendo. La Nina de siempre.

"Pasó la primera parte" recuerdo que me dijo ella "me operarán y todo acabará". "¿Y el sofá?" les pregunté, "sigue vetado" me contestó el padre con aire de triunfo.

Pero continuó el purgatorio. Recuerdo saber a través de amigos comunes que también la operación se complicó, que se pronosticaba, de nuevo, un ingreso largo.

Los supermercados son lugares de encuentros fortuitos y recuerdo el día que coincidí allí con el padre. Arrastramos nuestros carros hasta el café más cercano y nos pusimos a charlar. Me dijo que esta vez no habría mudanzas, que habían decidido su mujer y él mantener la normalidad del hogar el máximo posible por el bien de la niña. También me habló, recuerdo, de las presiones que sufrían por parte de las dos familias, que todos les decían que debían deshacerse de Nina, regalarla. "Nos negamos" me dijo, "bastante tiene la niña con la ausencia forzada de su madre como para provocar la ausencia voluntaria de la perra".

Es algo que no quisiera recordar, pero ocurrió, unos meses más tarde, un domingo por la mañana, asistí al funeral.

Tras acabar la ceremonia me acerqué al padre. Le di el pésame. Después me puso las manos sobre los hombros y me sonrió con tristeza.

"Esta noche han dormido las dos en el sofá, abrazadas. Qué buen hombro es Nina para llorar". Recuerdo que me dijo.

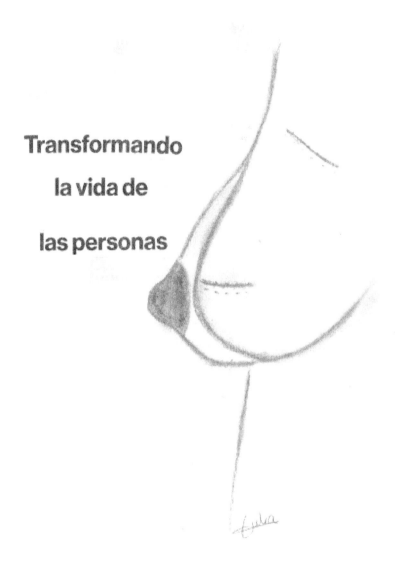

Transformando la vida de las personas

Ilustración de © Julia Baviano (@guerrera_sarmata)

Tod@s somos guerrer@s
© Ángel Lima García (@limangel23)

Hace tiempo soñé y volé alto sin caer, desde el cielo vi momentos mágicos que se repiten y repiten cada vez que almas blancas de mujer gritan fuerte: - ¡¡por fin puedo gozar, disfrutar de mi cuerpo, de mis pechos mutilados, pero bellos, de mi ser junto a ti, de islas verdes, de tierras por descubrir...!! Veo también corazones tristes que se preguntan... ¿por qué a mí?

¿Qué hice yo?

Hay un precipicio azul oscuro, salto y planeo observando y sintiendo un aire frío, casi cálido lleno de nubes grises, rabia y esperanzas turquesa en paraísos cristalinos.

Hace tiempo caí y volví a levantarme con más fuerza, esperando abrir puertas y sin querer abrazar rozando risas, respuestas sin palabras... ¡por esas guerreras!

Fotografías
© *Anna Balmaña Álvarez (@annabalmanya)*

En mi pueblo hay una caja con fotos de mi madre. Bueno, de mis madres. Las primeras son en blanco y negro, de mi madre de jovencita, con 17 o 18 años. Morena a más no poder y con el pelo liso y larguísimo. "*Tu madre tenía el pelo más largo que tú*", me suele decir la gente. La miro en las fotos y casi no la reconozco, con ese pelo tan largo, esa sonrisa seria y los ojos desafiantes. Sé que es ella, pero es una persona que existía antes de que yo naciera, antes de que fuera mi madre. Y, a pesar de ello, hay algo de ella en mí. Nunca la vi en persona con el pelo largo, solo en estas fotos. Pero sé que teníamos el mismo tono de pelo. Aunque no la habilidad para llevar tacones, maquillarse y usar minifaldas. Eso se lo quedó todo ella, esa madre a la que no conocí.

También hay fotos de la primera madre que tuve. Hay muchas fotos que se hizo durante esos 17 años que fue mi madre. Igual de morena, pero ya con el pelo corto. Hay fotos de diferentes momentos de su vida: en la playa, de vacaciones, en su cumpleaños. Aún con los labios pintados y los tacones, pero con media melena. Esa es la madre que conocí y que ya no está. Conmigo en brazos, de bebé, juntas en la *Piazza Spagna* de Roma, abriendo regalos de Navidad. Miles de recuerdos de aquella madre que tuve durante muchos años de mi vida y que me acompañó y cuidó de pequeña.

Y también hay fotos de mi madre actual, alguien completamente diferente de esas otras dos madres. Una madre a la que tuve que conocer después de años de enfermedad. La misma y a la vez completamente diferente a mi madre anterior. No hay tantas fotos de esta madre porque no le gusta verse reflejada en ellas. Ve una imagen distorsionada de la realidad y, al compararse con mis otras madres, cree que sale perdiendo.

Veo sus fotos del día que cumplí 18 años con una peluca negra que le quedaba fatal. Del día de mi graduación con una corta y con mechas que le sentaba de maravilla. Del día que me casé y ella llevaba una peluca rubia que, aunque al principio pensaba que sería una mala idea, resultó una de las mejores pelucas que ha tenido. Y luego están las fotos que más me gustan, las que me dan un vuelco en el corazón. Todas en verano, cuando hace calor y mi madre va sin peluca, con su pelo tan cortito y la cabeza redonda y pequeña.

Entiendo que ella sienta que ha perdido algo. De esa larga melena a unos pocos centímetros de cabello. Sé que prefiere llevar la peluca porque se siente más ella. No la puedo juzgar por eso, ¿quién soy yo para hacerlo? Pero yo no echo de menos a ninguna de esas madres que tuve antes de que llegara el cáncer. Para nada. Yo soy feliz con esta madre que ya no tiene pelo, pero sonríe a la cámara. Aunque me guste ver fotos de antes, para mí esas madres son historia. La madre a la que admiro y quiero, a la que protejo por encima de todo, es la que está conmigo ahora. Está, en carne y hueso. La que sonríe en el pueblo en el mes de agosto, sin peluca. Y me importa un rábano que ya no use tacones ni tenga el pelo del mismo color que yo. Lo que me importa es que sonría.

"Olvídate del pelo, mamá –quiero decirle- *lo único que importa es tu sonrisa"*. Pero no se lo digo. Quiero evitar las lágrimas. Las mías, por supuesto. Mi madre, mi campeona, no llora con facilidad.

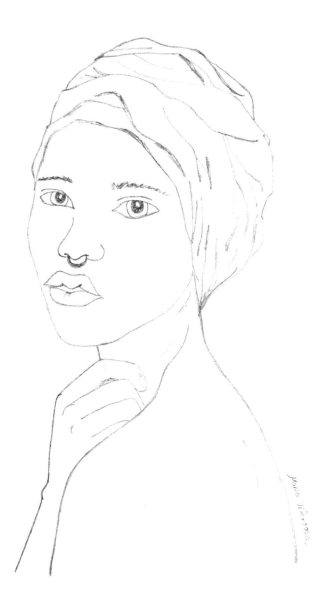

Ilustración de © Marta Vilardosa (@martavg28)

La lucha que nadie elige
© *Belén Gimeno Regal (@laluchaquenadieelige)*

Me llamo Belén y esta es mi historia.

A los 13 años, un día cualquiera, me noté un bulto en el lado izquierdo de mi cuello, no era muy grande y podría haber seguido años ahí, pero tras unos días comparándolo con el lado derecho decidí comentárselo a mis padres y me llevaron al médico.

De un médico me pasaron a otro, empezaron las pruebas, punciones, biopsias, tacs... yo solo quería saber qué pasaba pero no esperaba que a raíz de ese insignificante bulto aprendería el verdadero significado de la palabra LUCHA.

Finalmente llegó el día en que el oncólogo me dio el diagnóstico, tenía un LINFOMA DE HODGKIN y tenía que enfrentarme a quimioterapia y radioterapia. Me quedé callada, no quería creer lo que estaba escuchando y mis únicas preguntas fueron: cuándo empezaba, cuánto duraba, si me curaría y si iba a perder mi cabello...

El oncólogo me explicó que serían unos meses y que lo habían detectado a tiempo, que después del tratamiento estaría curada pero desafortunadamente se me caería el cabello. A mí lo que se me cayó fue el mundo encima...

Sabía que no sería fácil y no recuerdo todos los sentimientos de ese día ni de esos casi 7 meses de pelea. Mi lucha empezaba y ese mismo día tenía que tocar en un concierto porque era la semana musical. Llegué a tiempo y posiblemente nadie entendió por qué no estaba contenta como de costumbre. No tenía ganas de explicar lo que me había dicho el médico, posiblemente porque no quería ni siquiera asumirlo... mis compañeros me dijeron que si no tenía ganas el concierto no era lo importante, pero era importante para mí porque había estado estudiando mucho y era el día de tocar.

Fue muy duro de asumir, lloré mucho. Enfrentarse al cáncer cuando eres un niño tiene sus cosas buenas y sus cosas malas porque tu forma de pensar es diferente a la de un adulto. No entiendes por qué a ti, lloras porque son malas noticias y tienes muchos momentos tristes, le das importancia a las cosas menos importantes... Pero sigues siendo un niño y aunque cuando estás mal necesitas descansar, en cuanto te recuperas un poco quieres seguir con tu rutina (aunque no estés al 100%).

Yo, en cuanto estaba mejor, iba al colegio, al conservatorio de música, a mis actividades extraescolares, quedaba con mis amigos... a pesar de que mis padres y mi hermana pensaran que tenía que descansar un poquito más.

No fue un camino fácil porque fueron muchas pruebas médicas, ir de un médico a otro sin entender qué pasaba, viajes cada 15 días para el tratamiento, pinchazos y tardes enteras con goteros, muchos días malos, perder mi estimado cabello (aunque finalmente no fue todo), buscar mis momentos de soledad para llorar sin preocupar a mi familia...

Fue una lección de vida, entendí que la vida te pone obstáculos pero solo hay un camino y la única opción es ir a por ellos porque te queda mucha vida por delante y muchas experiencias maravillosas por vivir.

Tras pasar los tratamientos me recuperé, ¡había ganado la batalla! Mi vida podía continuar aunque seguía teniendo controles, primero cada mes, luego cada 3 meses, luego cada 6 y finalmente cada año durante 10 años.

Después de esta experiencia de vida seguí disfrutando, viajando, estudiando, trabajando...
Ya habían pasado esos 10 años, ya no había riesgos o eso pensábamos todos... hasta que algo empezó a no ir bien.

De nuevo parecía algo poco importante, me dolía la pierna izquierda pero lo relacioné con el deporte. Empecé a ir al fisioterapeuta pero las sesiones pasaban y el dolor no cesaba. Hasta que un día decidí que era momento de ir al traumatólogo.

El traumatólogo tampoco pareció darle tanta importancia, me puso una inyección y me derivó a rehabilitación. Pero yo no estaba tranquila y cuando le conté sobre el linfoma inmediatamente me dijo que me pedía una radiografía. En este momento quieres seguir pensando que todo irá bien pero ya empiezan las pruebas y los nervios de los resultados.

Tras ir a recoger la radiografía, la curiosidad me pudo y la miré. Yo no soy médico ni sé interpretar una radiografía pero algo no era igual en mi pierna izquierda con respecto a la derecha y en el informe aparecían palabras como lesión ocupativa, quiste óseo... algo no estaba bien.

Una semana más tarde volví para llevar mi radiografía y al ver la reacción del traumatólogo sentí que malas noticias venían, tenía un tumor óseo. En ese momento no sabes si seguir teniendo esperanzas en que sea bueno o ponerte en lo peor. Inmediatamente llamó al especialista en tumores óseos para que me viera y me explicara qué teníamos que hacer. Era el principio de mi segunda lucha.

Ese día había ido sola al médico y sentí que mis planes se derrumbaban a la vez que las lágrimas salían de mis ojos. Entré en el coche y empecé a llorar hasta que me desahogue lo suficiente como para poder tener fuerzas para conducir y llegar a casa. Entré y empecé a llorar de nuevo mientras le decía a mi pareja que tenía un tumor y que me tenían que hacer más pruebas.

Sentí que necesitaba llamar a mi hermana, ella fue mi fiel compañera en la primera lucha y la necesitaba en esta segunda. Sé que sacó todas las fuerzas para apoyarme pero no pudo contenerse, lloramos juntas.

En las semanas posteriores me hicieron un tac del cuerpo entero y una resonancia, pero los resultados no parecían ser suficientes. Me hicieron una biopsia y al salir el especialista me dijo que había que esperar a los resultados pero que aparentemente parecía ser maligno.

No sabía cómo informar a mis padres, si esperar o ir preparándoles para lo que pudiera venir. Era viernes, decidí esperar al lunes para hablar con ellos.
Ese mismo lunes decidí informar a mis padres, fue uno de los momentos más difíciles de mi vida. A

pesar de aparentar ser fuertes, sentí como sufrieron la primera vez y no sabía cómo sería esta segunda, solo sabía que me ayudarían en todo lo que necesitara, como siempre.

Por la tarde tenía traumatólogo de nuevo, esta vez iba con mi pareja y, por una inexplicable razón, todo dio un giro. Al parecer los resultados que llevaban analizados indicaban que era benigno y me darían los resultados en esa misma semana.

No dudé en llamar a mis padres llorando de la emoción, posiblemente no necesitaría tratamiento, con la operación sería suficiente. Salimos del médico y nos fuimos a celebrarlo.

Cuando todo parecía haber mejorado empezaron los peores días, no era capaz de trabajar, no dormía, no podía parar de pensar en cuándo recibiría los resultados definitivos. Pasaban los días, luego las semanas y mi emoción del momento se esfumaba, algo estaba pasando.

Me pidieron algunas pruebas más pero finalmente llegó la consulta con el especialista, estaban los resultados de la biopsia: era maligno, como primer diagnóstico podría ser OSTEOSARCOMA.

Digo primer diagnóstico porque cuando llevé todos mis resultados al oncólogo que trató mi linfoma me dijo que no podía tratarse en ese hospital, que un osteosarcoma eran palabras mayores y solo se trataba en 7 hospitales de España.

Me tocaba cambiar de hospital y explicar todo de nuevo, nuevas pruebas médicas y dudas otra vez. En las imágenes se comportaba de una forma menos agresiva, pero las biopsias decían lo contrario. No sabíamos desde cuando lo tenía ni por qué estaba ahí, no tenía por qué estar relacionado con el linfoma, dudas y más dudas…

Cuando hablé con el nuevo oncólogo el plan inicial eran varias sesiones de quimioterapia seguidas de la operación y luego terminar la quimioterapia. Pero los resultados de las nuevas pruebas médicas no eran concluyentes y pasaban las semanas. Finalmente decidieron operar y analizar todo el tumor.

Fueron semanas llenas de incertidumbre y preocupación aunque ya sabía que las noticias solo podrían ser menos malas. Sabía que no solo me enfrentaba a quimioterapia… tendrían que operarme y reemplazar parte de mis huesos por una prótesis que me acompañaría de por vida a "mi nueva pierna" a la que trato con mucho cariño.

El golpe fue duro porque cuando te dicen que vas a llevar una prótesis no te aseguran qué vas a poder o no poder hacer el resto de tu vida. Me sometí a la cirugía y afortunadamente todo fue bien, a simple vista tengo una bonita cicatriz que me recordará todo el esfuerzo en esta experiencia de vida y actualmente sigo recuperándome, aprendiendo a andar y descubriendo poco a poco de lo que soy capaz.

Cuando me recuperé un poco de la operación, empecé con la quimioterapia, mucho más dura que la anterior. Esta vez pasé mucho más tiempo en el hospital, hospital de día cada semana, días ingresada, los fármacos son más agresivos, el plan es más largo, mi cuerpo no se recupera como antes porque ya tuve quimioterapia... y a todo ello le añadimos la situación actual de pandemia.

Mis días no son fáciles y muchas veces necesito llorar para poder liberar mis sentimientos. Cada día me enfrento a una lucha diaria conmigo misma para mantener mi actitud positiva porque siempre hay cambios, retrasos en el tratamiento, me siento cansada... Pero la actitud es clave para la recuperación y poco a poco aprendo a vivir mi nuevo presente.

Y aunque mi lucha no es fácil soy muy afortunada, porque cada día tengo unos padres que me cuidan, una hermana y un novio que a pesar de la distancia están muy cerca, familiares y amigos que se preocupan por mí y personal del hospital que hacen que incluso en "el hotel" me sienta acompañada.

A TODOS ELLOS LES DOY LAS GRACIAS.

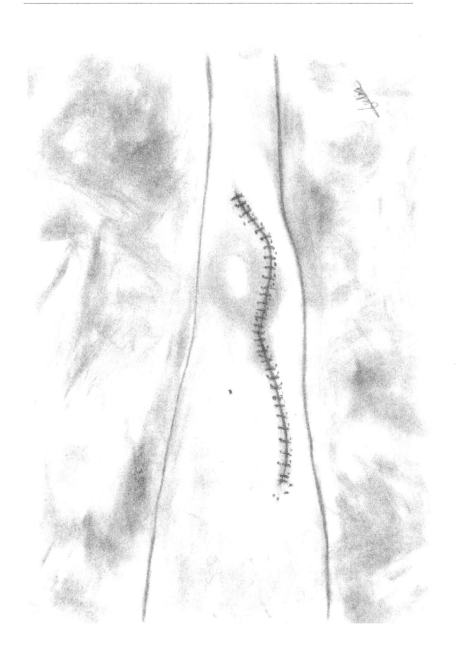

Ilustración de © Julia Baviano (@guerrera_sarmata)

La herida luminosa

*© Belén Vílchez Román (@mysticzentangle_ctz
@bethlehem_2)*

No podía dejar de amar ni por un solo segundo la herida luminosa que atravesaba su esencia.

Amaba hasta la sombra de tristalgia que la habitaba como una capa extraña de mercurio.

Pero ella,

- que arrastró sin fuerzas por el suelo su alma, igual que quien arrastra sin saber, un perfumado pañuelo de seda, manchándose de miedo en todos los charcos que el amanecer había dejado sobre las confusas calles de lo que había sido ayer su vida...

- se levantó entonces,

limpiando con sus esperanzadas manos sus rodillas negras

y su corazón, se sacudió la pena de los huesos, y otra vez volvió a caminar, con su pelo alborotado y nuevo, con tanta dignidad, incluso altiva... Como una diosa que ha conquistado el reino de quererse.

Las lágrimas abrieron dos surcos en su cara sucia y dejaron ver la luz que brillaba desde dentro, la misma luz que siempre estuvo ahí.

Zenpoema 1

Volverá la libertad.
La felicidad que, derramada, verá florecer sus
campos.
Valerosa iluminará el sol la libertad.
Mi inútil dolor escapa de mi alma.
Héroe olvidado de todos, excepto de mi corazón
solitario.
Enseña tus heridas, estimado corazón.

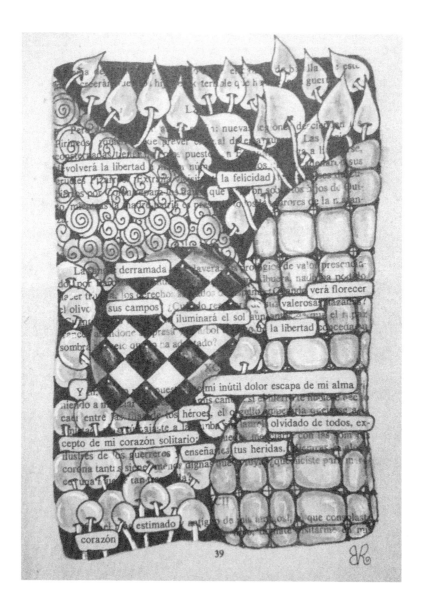

*Obra **Zenpoema**, de © Belén Vílchez Román*
(@mysticzentangle_ctz @bethlehem_2)

La voluntad del fénix
© *Cristina Merino Navarro(@cristinameraki)*

Las manos alzadas se desintegraban

al ritmo del goteo incesante

de la vida en un recipiente.

Se oía el titileo del metal

atravesando la carne y acuchillando

la resistencia de un corazón.

Pero jamás pensó que pudiera partir,

aunque las cenizas delataran su paso,

sufridor y agonizante,

redentor de los pinchazos en vena,

ante la finitud de todas las cosas.

Jamás sintió que se estaba yendo.

Se quedó gracias a la inocente esperanza

que nubla totalmente el caos

cuyo saber hubiera cambiado el mundo

concebido hasta entonces.

Pudo haberse ido y la lucha,

cegadora,

llegó para ver cómo conseguía el milagro.

Se dio a luz a sí misma ante un futuro libre.

Los trapos sucios
© *David González (@davidgonzalezpoeta)*

una de mis tías
Manuela
Manolita la llamábamos
murió en casa de los suegros,
en el cuarto de los invitados:

mi madre me había dicho una vez,
refiriéndose al lugar:

esto es deprimente, david:

      la habitación era asquerosa
y   daba a un patio de sombras
      todavía más asqueroso:
      la ventana siempre estaba cerrada
y   la persiana a medio subir
y   los visillos corridos:

a mi tía tenían que bajarla
todas las mañanas
en una silla por las escaleras
hasta la ambulancia,
que estaba esperándola en la calle
delante del portal
para llevarla al hospital central
a sufrir radiaciones:

      primero le extirparon uno de los pechos
y   a los dos o tres años el otro:

      pero eran otros tiempos
y   aunque mi tía era una guerrera
y   luchó durante cuatro o cinco años
      no hubo manera:

los suegros y el marido
estaban con ella cuando murió:

por lo que se ve
intentó incorporarse
apoyándose sobre los codos
y   su suegro
un cabrón de mierda
que quiera dios que a la hora de palmarla
sufra todas las ánimas del purgatorio
y   *que yo esté allí para verlo*
dijo:

ya está,
menos mal que por fin se acaba esta historia:

la cabeza de mi tía
aún no había tocado la almohada
y   ya tenía un brazo por detrás del cuello
una mano destapándole las sábanas
y   otro brazo por detrás de las rodillas:
total, que la levantaron en el aire
sacaron a toda prisa sábanas, colcha y mantas
y   las arrojaron a la lavadora:

cuando me abrí de aquella casa
la lavadora seguía funcionando a todo trapo
y   según tengo entendido
estuvo funcionando hasta bien entrada
la noche:

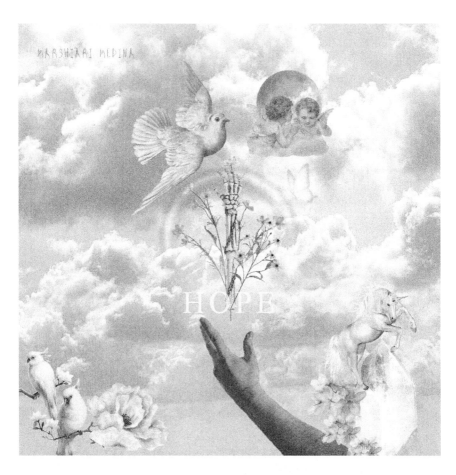

Collage *de © Marshiari Medina*
(@moncherry_cherry)

Gladiadores
© *Elena Barrero (@elenabarrerohernandez)*

Ahora que veíamos la luz
al final del túnel.
Ahora que sentíamos
los primeros rayos del sol
de una esperanzada primavera.

Ahora tu sombra vuelve
a caer sobre nosotros,
vuelve el invierno de antaño
a congelar nuestra monótona vida.
Monótona pero nuestra.
Monótona pero vida.

Y vuelven las frías dudas
y vuelve este miedo tangible
a helarnos, a detener
nuestras frías almas.
Almas frías, congeladas
sobre ascuas, ascuas de
aquel fuego viejo.

Ahora vuelve recidiva,
Volvemos a las cruzadas.

P.D. no olvides que nacimos luchando y que vinimos
aquí a luchar, nosotros somos gladiadores.

Hasta luego
© *Elena Barrero (@elenabarrerohernandez)*

¿Cómo un día tan claro se puede tornar tan gris?
¿Cómo es posible no ver ante un cristal
transparente?
¿Cómo es que la luz guarda tanta oscuridad?
¿Cómo un camino tan largo se vuelve efímero de
repente?
¿Cómo es que lo nuestro puede llegar a su fin?

Sigue tu viaje, tu billete ahora es eterno,
yo me quedo aquí. En esta estación me bajo.
Me dejas en este avanzado invierno, con el alma
helada.
Tu última caricia me la congeló.
Me dejas sin corazón.
Lo llevas contigo, guárdalo.

En un día como hoy, veintitrés años atrás,
empezamos a recorrer, juntos, el camino.
Hoy no te digo adiós, te digo hasta luego, amor.

Me quedo con tu sempiterna sonrisa,
con tus ojos almendrados,
con tu mirada de miel.
Me quedo con los buenos momentos
y el regalo más grande que surgió de nosotros.

Buen viaje compañero de vida,
buen viaje mi amor.

Zenpoema 3

©*Belén Vílchez Román (@mysticzentangle_ctz @bethlehem_2)*

A pesar de todo, ahí estoy.

El aire perfumado de las flores, la serenidad y las palabras... La vida es buscar, seguir adelante. ¿Por qué no?

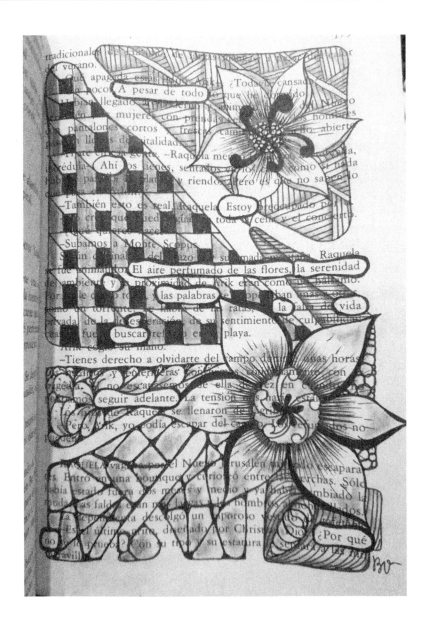

*Obra **Zenpoema** de © Belén Vílchez Román*
(@mysticzentangle_ctz @bethlehem_2)

Mucho más fuerte

© *Enfermera Guerrera (@enfermera.guerrera)*

A veces la vida golpea duro. Un día te despiertas pensando que nada puede ir mal y de madrugada te llaman diciéndote que a una de las personas a las que más quieres, le han salido un par de alas y se ha ido volando. Como ángel que era y es.

De repente, todo mi mundo se vino abajo. Los meses cayeron como años. Dejé de ser yo. Me aburrían los libros, las series y mi autoestima brillaba por su ausencia. Dejé de sonreír y de ser feliz y en mi cara se veía reflejado el dolor más profundo.

Los días pasaban. Sin más. Las noches eran largas y la ansiedad ha sido mi fiel acompañante todos estos meses. Pues no me dejaba sola ni un solo segundo. Mi salud empeoró como consecuencia del estrés. Y nada. Absolutamente nada, me llenaba.

Un día cualquiera, después de comer, me tumbé en el sofá de mi casa para descansar. Pero entonces, el cáncer llamó a mi puerta y no me dejó dormir. Una fiel amiga había acabado su lucha y ahora comenzaba la nuestra. Un ángel más que ahora acompañaba al mío. El bicho nunca ha estado dentro de mí. Espero no tener que pasar nunca por ello. Pero me dio una gran lección de vida el día que entendí que había perdido el tiempo sumida en tanta tristeza, cuando había personas deseando tener lo que yo en ese momento tenía y no sabía valorar.

Me levanté del sofá, con las piernas temblorosas y el corazón a mil por hora. Me miré en el espejo de la entrada y me dije: *"Ya basta. Toca ser feliz"*. Toca ser feliz por los que ya no están, por los que se han ido antes de tiempo. Toca ser feliz porque tengo salud y espero una larga vida para vivir. Sí. Vivir. Ahora ya no pido más. Toca ser feliz porque la vida está para eso.

Gracias, cáncer. Por hacerme apreciar aún más las cosas de la vida. Por hacerme disfrutar de los rayos del sol y del canto de los pájaros. Por valorar tener cinco minutos para estar con mi familia sin sentir pena. Gracias por haberme rozado en el momento en el que necesitaba levantar cabeza y salir del pozo. Ahora valoro la vida, ahora sonrío cuando recuerdo a nuestros ángeles. Ahora me miro en el espejo y sonrío.

Gracias, cáncer. Por darme la mayor lección de toda mi vida. Me llevo a grandes compañeras y ahora con la cabeza bien alta puedo decir que soy una persona fuerte.

Mucho más fuerte.

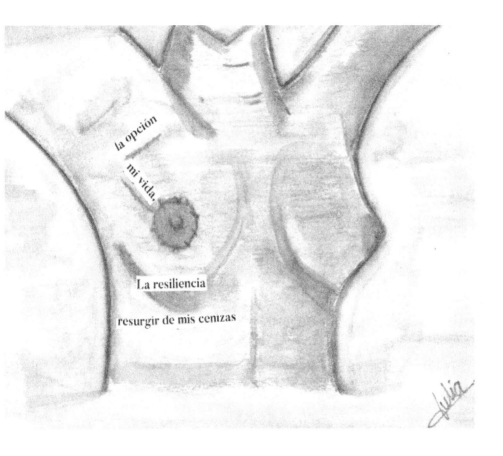

Ilustración de © Julia Baviano (@guerrera_sarmata)

Buscando nuestro equilibrio

© *Gema Salas Menocal (@gemizoolander)*

Dícese de una mujer que tenía un único deseo: "ser MAMA". Para esa ilusión se vistió con su traje verde lleno de *superpoderes*.

Cada respuesta negativa le hacía más fuerte, era su sueño e iba a apostar todo lo que tenía, ¡lo tenía claro! Esa Candelita le iba a dar todo lo que había esperado desde que tenía uso de razón, pero a veces la vida tiene otro destino preparado para nosotros...

Era un 18 de Octubre cuando todo cambió. Esa Mujer de Verde se esfumó y apareció una antigua amiga llamada Lady Drama. Sin darse cuenta un bulto se instaló en su mama derecha y aunque se repetía durante todo el día, "no puede ser". Su intuición le hizo ir al Hospital.

Todas las personas que la veían le aseguraban que los bultos que duelen no son malos, así que se aferraba como loca a esa frase continuada, pensando en su Candela.

Después de varias pruebas le dieron el diagnóstico: ¡eran MALOS! Sí, en plural, eran DOS.

Iba pasando todo el proceso a su alrededor, pero ella estaba en otro lugar. PERDIDA en una película de suspense que no podía apagar.

Durante su tratamiento decidió volver a rescatar su traje verde y LUCHAR. Tenía ganas de vivir, de ser feliz. Hubo llantos, dolores, ira..., pero también bastante fuerza para sobrellevarlo, hasta que un día apareció... la pandemia, y comenzaron los MIEDOS.

Se gritaba en silencio: *"no puede ser..."* No lo tenía controlado, había asumido su tratamiento eliminando cada día una hoja del calendario pero todo se había paralizado. Empezó a asomarse Lady Drama difuminando poco a poco a la mujer de verde. Hubo una lucha de gigantes y cada día ganaba la batalla una de ellas... Se podría decir que la montaña rusa del parque de atracciones podría llevar su nombre.

Cuando parecía que todo se estabilizaba y había recuperado sus fuerzas y su calendario, le tocó visita con el oncólogo. En esa cita empezó a escuchar palabras como: tratamientos hormonales y revisiones. Había pasado a ser "SUPERVIVIENTE". En ese momento su traje verde desapareció por completo y Lady Drama se instaló, esta vez, para quedarse. A partir de ahora, se tenía que enfrentar SOLA ante el peligro.

Aparecieron palabras olvidadas como: soledad, envidia, miedo, desilusión, tristeza, resignación, inseguridad, dependencia, y sobre todo, Candela. Es decir, comenzaba SU DUELO.

Todavía está en aceptación y asimilando todo lo sucedido, pero si algo ha aprendido es que esas dos mujeres (Lady Drama y La Mujer de Verde) tienen que convivir en ella, es decir, en MÍ.

Las mutilaciones físicas son muy duras, pero las psicológicas son devastadoras. Las segundas, al no palparse, muy pocas personas son capaces de captarlas. Ojala LA EMPATIA fuese una asignatura obligatoria en la vida.

Quizá Candela nunca llegue a sus vidas (a la mía), pero como me dijeron en una ocasión: "*no sé si* serás madre, pero lo que es seguro es que a muchos hijos les gustaría tener una MADRE como tú".

Quizá necesite tiempo para reencontrarme con mis dos mujeres y buscar el equilibrio. Aunque aprendí que la FAMILIA DE SANGRE siempre estará en tu vida, para lo bueno y lo menos bueno.

Nunca quise ser valiente, solo quería cumplir un sueño sencillo (pensaba yo). Ahora mi deseo es VIVIR instantes felices... ¡¡Ojalá lo consiga!!

¿Ser valiente es solo cuestión de suerte?

AGRADECIMIENTOS

A lo largo de mi vida, la música ha sido muy importante y, sobre todo, en este camino. Por eso, agradezco a Izal, Vetusta Morla y a Quique González tres de sus grandes canciones: *"La mujer de Verde"*, *"Valiente"* y *"Lady Drama"*.

Gema

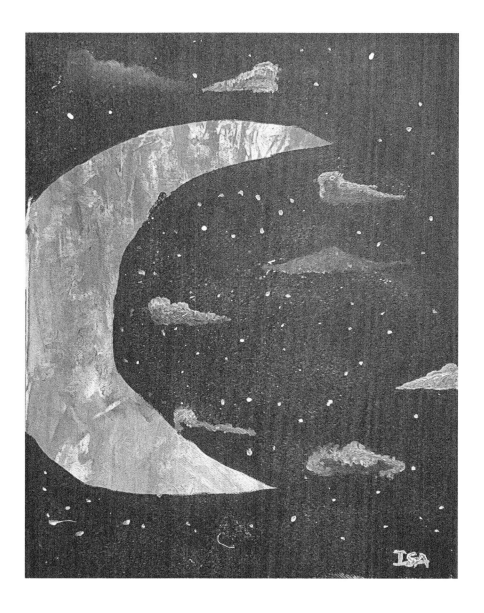

*Lienzo: **Infinitamente poderosa** de ©Isabel Iglesias Salas (@isabeligle3)*

Diagnóstico: guerreras
© *Jessica Parente de la Primavera (@j_spring20)*

Nos conocimos una tarde lluviosa de marzo, entre cuatro paredes de impoluto blanco, como el uniforme de quién me presentó al que iba a ser mi compañero de lucha.

Sus palabras fueron como un puñal directo a mi alma, y al saber el peso de esa enfermedad en mi interior, sentí desplomar todo mi ser.

Después del desplome, llegó la digestión de toda la información sobre cómo iban a transcurrir mis días con esa enfermedad fluyendo por mis venas, me presentaron las armas químicas con las que íbamos a combatirla.

Mi primer día de quimio, mi primer día de muchos que iban a venir, y decir que lo que experimentó todo mi ser en todos los aspectos, físicos y psíquicos, no se lo deseo ni a mi peor enemigo. Noches de hospital, días de soledad y batas blancas, ese escenario y esos personajes me acompañarían a lo largo de todo este camino de lucha.

No soy menos valiente por admitir que muchos días me ahogaba en mis propias lágrimas, por no tener cerca a nadie con quien poderme desahogar en un abrazo o simplemente hablar de lo cruel que es la vida. Las enfermeras eran adorables, fueron mi gran apoyo en los días de hospital, que fueron unos cuantos.

Y es que vivir esta enfermedad en tiempos de pandemia COVID, te hace una bomba de relojería. Al tener las defensas bajo mínimos yo no podía permitirme el lujo de socializar con normalidad con mis amigos y seres queridos, así que solo me quedaba el abrazo de cada río de lágrimas que fluye de mis mejillas, que va directo a mi alma para llenarme de fuerza y de lucha contra este gigante que me machaca cada rincón de mi ser.

Tengo días soleados, en los que siento que todo el esfuerzo que le pongo a esta lucha sirve para mucho, me siento llena de vida, a pesar de la contradicción de la palabra. Llena de vida por el empeño que pongo en luchar en esta guerra que parece no tener fin, y, aun así, lucho llena de vida, llena de esperanza. Porque tan solo llevo pocas sesiones, y ya noto una pequeña mejoría en la que ver la luz.

Salgo ahí fuera, con el riesgo al que me expongo, pero con tan solo una ligera mejoría siento que podría comerme el mundo, llena de positividad, pero débil, salgo a aprovechar los días de tregua del dolor, de la fatiga de la quimio, como si no hubiera un mañana, y sí, llego exhausta a casa con tan solo 5 minutos de paseo, son las secuelas que deja mi enfermedad y su lucha a su paso: tengo dolores musculares y articulares varios que hacen que cualquier movimiento, antes fluido, me haga soltar un "uff" o "argg". También tengo dolor en las manos y siento que se me duermen, son cosas con las que he aprendido a vivir, sino no hay quien me saque de casa.

No voy a desaprovechar la vida lamentándome, sino luchando cada día, aferrándome a cada mejoría que siento en mi interior, voy a hacer de esta guerra una victoria.

Por todas esas GUERRERAS, que se han armado de esperanza y confiado en todos esos profesionales que han seguido su lucha día a día, por todas ellas van estas letras que son la voz de su victoria y que de las ganas de vivir han hecho su himno; va por vosotras, mis GUERRERAS.

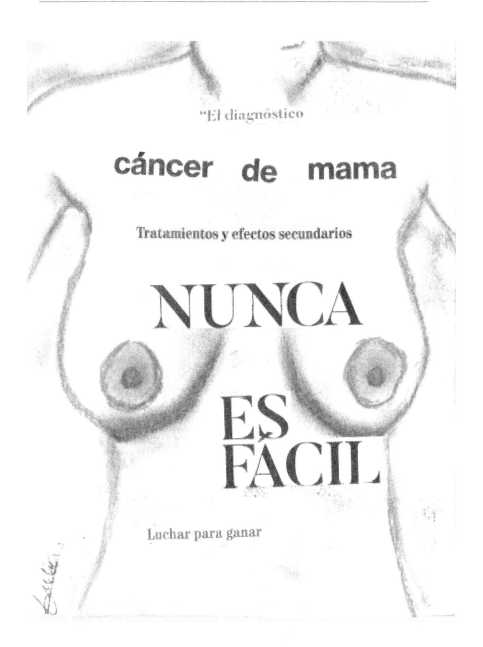

Ilustración de © Julia Baviano (@guerrera_sarmata)

La adopción
© *José Ramón Vera (@joseramonveratorres)*

Era cuestión de tiempo que a mi vecina Virginia le regalaran aquel animal. Llevaba años obsesionada con ellos y, por fin, cuando cumplió los once años, sus padres consiguieron regalárselo. Me consta que no les fue fácil, ni barato, ni legal hacerlo. La llamó Princesa Beyoncé. La niña era feliz, por fin tenía lo que siempre quiso y, además, pasó a ser la niña más conocida de nuestra urbanización. Dos pájaros de un tiro.

Virginia adoraba a su nueva mascota, a su nuevo juguete de diez kilos. La mimaba, la lavaba, le ponía un lazo rosa y la sacaba a pasear. Dormía con ella, le daba de comer y hacía con ella todo lo que un niño cariñoso puede hacer con un animal.

Todo cambió cuando Princesa Beyoncé se hizo grande. La niña se cansó de ella, sacarla a hacer sus necesidades empezaba a ser un problema, los vecinos se habían acostumbrado a su presencia y ya no llamaban la atención, cosa que sacaba de sus casillas a Virginia. Debido a los más de doscientos cincuenta kilos del animal, ya no se podía jugar con ella con facilidad, ni siquiera meterla en la cama, donde no cabía. La gota que colmó el vaso fue cuando Princesa Beyoncé quiso montar al basset del vecino, rompiéndole las dos patas traseras al pobre perro. Entonces sus padres se vieron obligados a contarle la oscura verdad a su preciosa e inocente hija, una verdad que llevaban tres años ocultando. Princesa Beyoncé era príncipe. Era un macho. Esto casi mata del disgusto a la pobre Virginia y, traumatizada, quiso desprenderse de él. Así fue como Virginia consiguió su pony y se deshizo de su hipopótamo pigmeo.

Ahí es donde entraron mis padres. No me consultaron pero ellos intuían que si me regalaban aquel pequeño gran mamífero de segunda mano me harían un grandísimo regalo. Nunca jugué con coches, muñecas, pelotas o cocinitas, me aburrían. No me llamaban la atención. Me habían llevado a tres psicólogos y yo seguía pasando las horas muertas mirando la tele. No era feliz. Con Felipe todo cambió. Con él descubrí que los juguetes me aburrían porque no tenía con quién compartirlos. Con él descubrí qué era la amistad y la felicidad. Desde ese momento todo fue distinto. Dejé de ser un vegetal en el sofá y me convertí en un niño.

Y sí, le llamé Felipe.

Muchas cosas cambiaron en casa. Adaptamos nuestra pequeña piscina para que él pudiera entrar y salir a su gusto. Empezamos a comprar fruta al por mayor y para hacer su caseta casi tenemos que contratar un arquitecto, pero verlo perseguir un balón por el jardín valía cualquier esfuerzo.

Cuando estaba triste, hacía ruiditos para animarme. Si estaba cansado, se tumbaba a mi lado y si quería reír, ahí estaba él, para comerse la cabeza de mis muñecos, cosa que por la razón que fuera me hacía mucha gracia... sobre todo cuando veía las caras de los Playmobil entre las heces. Cosas de niños, supongo.

Cada vez que lo veo salir de la piscina se hace más fuerte mi pensamiento de que nadie, jamás, nunca, en la vida, ha tenido, tiene o tendrá un amigo como Felipe.

Mis padres podrían haberme comprado un perro. Seguramente hubiera tenido un efecto parecido al de mi hipopótamo pigmeo. Quizás hasta sería más divertido tirarle palos para que lo fueran a buscar. Pero mis padres optaron por lo difícil. Quisieron regalarme un ser único, sin igual en todo el barrio. Alguien especial, como yo. Alguien diferente, como yo. Sí, seguramente un perro hubiese sido genial, pero perros tiene todo el mundo. Yo necesitaba a alguien que me recordara que se puede ser feliz fuera de mi hábitat, alejado de mis costumbres...que se puede hacer vida normal a pesar de haber perdido algo. Felipe perdió su entorno, su familia y su clima. Lo perdió todo cuando fue cazado para Virginia. Yo "solo" perdí el brazo izquierdo. Sin mi familia, seguramente él hubiera acabado en un zoo o vuelto a un hábitat que ya le era ajeno y donde no hubiera sobrevivido. Yo, sin él, estoy seguro que no hubiera sobrevivido al cáncer.

Nunca ahora en el adiós
© *Jose Yebra (@jose_yebra_)*

"Cuando tienes una enfermedad como el cáncer, miras la vida un poco diferente. Algunas cosas que eran importantes no parecen tan importantes como fueron".
Linton Kwesi Johnson

el *"nuevo orden de las palabras"* no es capaz de diseñar nuevos asesinatos: si miras tres veces por la ventana   con desdén verás escenas diferentes
      siempre   cada vez

      así te habiten sin permiso

esos robots extraños e impíos que no conocen del pecado la purga existencial ni su origen primigenio; porque sabemos que en la otra orilla no hay nada
      inada!

y en esta luchamos sin descanso contra un final conocido

      con nuestros remos

con nuestras fuerzas casi agotadas   a punto de la extenuación, sí:

no es el momento ahora, no lo es quizá nunca lo sea
pero ahora no lo mereces

no lo merecemos   no   y la duda se expande

sin haber siquiera preguntado cuál es el límite de
nuestra paciencia, el porqué de esta normalización
de tanto asesinato en masa, el porqué de nuestra
mirada agazapada tras los sueños nunca cumplidos;

aberración   y

en *"el nuevo orden de las palabras"* te eliminaría de
cualquier glosario

y escribiría mil poemas   y luego otros mil más

dedicados a tu vida   a nuestras vidas

mientras desde nuestros lechos observamos

como nuestros amantes se alejan en dirección al
horizonte   sin mirar atrás

y desde allí saltan sin dudarlo al vacío eterno

de un olvido que ahora yo atrapo con dureza
con ira
lo engullo de un solo bocado

y después lo escupo con rabia mil veces   y
otras mil veces más

hasta que hastiado sucumba al fin a la ardua labor
de mi insistencia

y se convierta merecidamente en memoria:
     la memoria   porque

la nostalgia jamás debe ser ese añorado e histórico
impedimento.

Oh Yoshimi, they don't believe me
But you won't let those robots eat me
(Oh, Yoshimi, no me creen, pero tú no puedes dejar
que esos robots me devoren)

"Yoshimi battles the pink robots part 1" – The
Flaming Lips

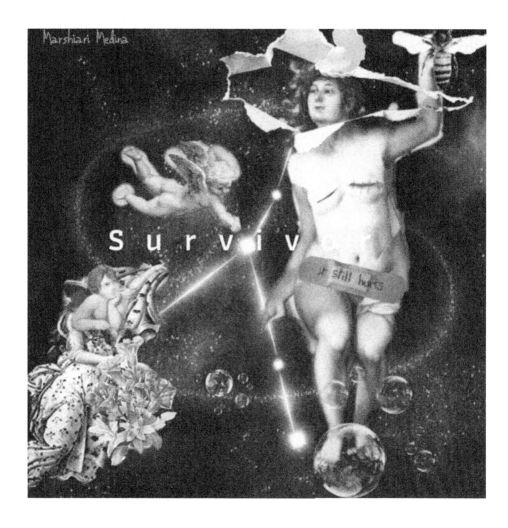

Collage de © Marshiari Medina
(@moncherry_cherry)

Estás aquí para ser feliz
© *Laura Méndez Gil (@ojala_ser)*

A todas esas frustraciones sin remedio que he tenido a lo largo de mi vida, les recuerdo que por ellas me he hecho más fuerte, que no ha importado lo que haya venido después, todavía estoy aquí, de pie.
Lau

Tirando de recuerdos, rayando muchos momentos, dejando de vivir por recordar, dejar de ser por no saber cerrar.

Las heridas no entienden de tiempo y si dejan de sangrar es por la alergia a la monotonía.

La leyenda decía que con poco podías ser feliz; se olvidaron de decirnos lo duro que es querer vivir cuando vives en un mundo de mentiras, un mundo donde la ira es el pan de cada día, donde el sentir real no está permitido, donde lo que dicen con lo que es no deja nada a la comparación. Y la contradicción, la que muchos tienen a diario, las mentiras que nos saben a verdades porque las reales no las conocen. Y es ese péndulo que no espera por nadie, que solo suena para recordarnos que, con ese tic tac constante, **lo que hagas hoy será el mejor regalo del mañana**.

Y entonces, ¿por qué sufrir? Me lo pregunto a cada segundo de mi existencia, donde el miedo ya no habita, donde ya no temo a respirar, que venga lo que tenga que venir, que mi escudo de guerrera vencerá una y mil batallas.

Y esto que acabo de decir suena muy bonito, difícil es aplicar pero mi meta para el día a día es también.

La calle me enseñó mucho más a los 13 que los móviles de moda hoy. Y no me olvido de lo que cuesta caminar de rodillas porque es complicado mantenerse en pie, pero la retórica de la fuerza que en mi habita es lo que ha mantenido esta llama viva.

Vida que es tan maravillosa, aún en estos tiempos oscuros, donde el copo de nieve te enseña que más bonito es con quien te mojas que lo último más novedoso que te compraste.

Que lo bonito de esta vida no tiene precio; los destellos y el brillo del sol al atardecer, las picardías bajo la luz de la luna, con la compañía de las risas, del suspiro de la persona que más amas, cosas bonitas que no me dará un material palpable. Sentir, no dejar de hacerlo, creer, no parar de hacerlo, sonreír, como mandato diario, seguir adelante, siempre una obligación, dar sin esperar nada a cambio, mi biblia hoy en día.

Yo conozco de muchas batallas rimales a las cinco de la mañana, cuando no se sabía si el día terminaba o volvería a empezar. De jurar con salsa de tomate una amistad eterna. De desear que esa fiesta de cumpleaños fuera eterna. De llorar de la risa hasta más no poder.

De llorar, con el alma desgarrada, porque perdiste a alguien que ciertamente no volverá.

Todos conocemos de pérdidas que nos han cambiado la vida, pero también sabemos, que aun así, nuestra vida ha de seguir, aunque cueste.

Aún tengo la esperanza, fiel y completo consuelo en mi corazón, que desde ahí arriba, me alumbran mil almas cada día. Personas que un día me amaron, que desde donde estén me siguen empujando. Que desean que sea lo más feliz posible para que, a mi huida al más allá, alguien que quede aquí, sonría al acordarse de mí.

**Así que créetelo, estás aquí para ser feliz.
No hay nadie más que tú que pueda llenar a tu alma de esa felicidad infinita, y que no tiene que desaparecer nunca.
Aunque nos hayan criado de manera social para creer lo contrario.**

Que nadie te calle, que nadie borre tu sonrisa, que nadie te quite las ganas de seguir, de luchar, de creer, de QUERER.

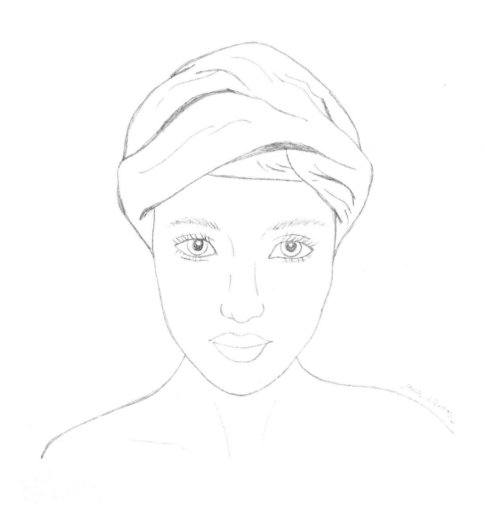

Ilustración *de © Marta Vilardosa (@martavg28)*

Otro final
© *Laura Navarro Garcés (@laura_navarro_garces)*

El ruido de los carros por los pasillos, las voces a bajo volumen, las toses y los pitidos de las máquinas de las constantes y de los botones de llamada... el olor a desinfectante, medicina y enfermedad, las miradas tristes y gestos de preocupación de las personas desconocidas con quienes te cruzas mientras piensas que más que caminar, flotas en la densidad de un ambiente que te resulta demasiado familiar y que rescata los recuerdos más adormecidos, despertando bruscamente con ellos también esas emociones que cada día tratas de controlar para que no se desborden y no se te vaya la vida a través de ellas, al igual que si taponaras la herida de bala abierta por la que se escapa la sangre del personaje de una película de suspense. Pero no es sangre lo que intenta salir a borbotones del centro de tu pecho, de la boca del estómago: es tristeza y es miedo. Puro, intenso e infinito miedo.

Sigues flotando, la puerta de la habitación 254 se abre amablemente sin que la toques para dejarte pasar, y entonces la ves. El pelo blanco, los ojos de mar perdidos en su propio horizonte. Hundes la nariz en su cuello y aspiras su aroma dulce mientras pides que no se te olvide nunca. Le coges las manos torcidas cual algarrobo pero siempre suaves, las venas hinchadas y azules te recuerdan que la vida sigue recorriéndolas. Se las besas, las apoyas contra tu mejilla, cierras los ojos.

- *¿Qué tal tata?*
- *Bueno.*

Le cuentas qué tal tu día, finges alegría para entretenerla y ella finge interés. Pero ambas lo sabemos, sentimos su llegada. Ya nos ha hecho otras visitas y reconocemos sus pasos. Silencio.

- Tata, ¿tú te acuerdas de tu madre?
- Al igual que tú de la tuya.

Os separan más de sesenta años. Es tu tía abuela. Recuerda a su madre y esa respuesta te da tranquilidad. Pero solo por unos instantes. ¿Y si a ti se te olvida la tuya? Hace dos años que ella ya no está contigo, pero te preguntas si ocurrirá, sobre todo las veces que sientes que su rostro se borra, que su voz se difumina, y por eso intentas guardar todo lo que tienes de ella, todo aquello que evoca cualquier momento vivido con ella por insignificante que pueda parecer, porque de dos años a esta parte el recuerdo es lo único que puedes atesorar.

La tata tenía catorce años cuando perdió a su madre (tu bisabuela) de cáncer de mama, quedando ella así como la cuidadora del resto de sus seis hermanos.
Estaban en plena Guerra Civil Española. Había hambre, mucho trabajo que sacar adelante, la medicina escaseaba, todo escaseaba, también el tiempo y el espacio para lamentarse y dolerse.
Pero se acuerda de ella, tanto como te acuerdas tú de la tuya, dice.

Pero tú, ahora mismo, solo recuerdas cómo se aferraba a tus manos, también en un hospital. Cómo esa fue la última forma de comunicación entre ambas, además de las miradas cada vez más ausentes, los apretones de manos, las caricias, el sostener sus manos entre las tuyas.

¿Viviría también tu madre esa experiencia con la suya? ¿Cogería las manos de tu abuela rogando al cielo que al día siguiente pudiese seguir agarrándolas? ¿Intentando de esa manera que no desapareciera? ¿Pediría al cielo cada día un solo día más? Seguro que sí. Como hacías tú hace exactamente dos años. Un día más por favor, solo un día más... Todos los días.

Pero hubo un día en el que no hubo más días. No hubo más días para ella. Para ti tampoco hubo más días sin sentir el vacío que dejó la ausencia de sus jóvenes manos, de su mirada de mar, de su presencia discreta, de su contemplación infinita.
Una madre, una abuela, una bisabuela... tres estrellas que se han ido jóvenes a brillar desde otro lugar. Tienes veintisiete años y eres el siguiente eslabón. Dudas, miedo, preguntas, búsqueda, certezas, dos más dos igual a cuatro.

Por fin reúnes el valor suficiente y acudes a un genetista. Dos más dos igual a BRCA-1.
Tu hermana libra ¡BIEN! Lo prefieres así, lo habías pedido así.
Pero tú llevas el peso de esa herencia. La herencia del miedo, de la enfermedad y de la muerte. La herencia de la gran posibilidad de que la película se repita, esta vez contigo como protagonista.

Pero el escenario ha cambiado. No estás en plena Guerra Civil española bajo los cuidados de una niña y unas monjas de ala ancha, no estás en los años ochenta viviendo las consecuencias de un diagnóstico tardío, no estás en un 2000 en el que la prevención todavía no ha calado... estás en tu propio escenario, en el que encuentras nuevos adelantos científicos, profesionales que te dan la mano y que te ofrecen alternativas: cortar por aquí, sacar de allí, meter por allá, coser, grapar, hinchar, volver a cortar, volver a sacar y a meter, pero qué bonito te va a quedar, pero qué paz vas a conseguir, pero mira cómo va a bajar la probabilidad. Y después ya veremos, habrá que mirar, hacer pruebas, extirpar otros órganos, pero eso aún queda lejos...

Quieres hacerlo pero sientes terror. Sabes que es lo mejor pero te sientes tan cobarde. Lloras en cualquier esquina, la gente te anima, le resta importancia, te enseña las ventajas. ¿Y lo bonitas que te van a quedar?

Un día, no sabes cómo, llamas y pides cita para la cirugía. Te cagas encima.
Lo haces, despiertas en la cama del hospital, unas manos agarran las tuyas, son las de tu hermana.
Y son las de tu marido y las de las mujeres que han compartido testimonio contigo. Y son las de tus amigas y las de tus compañeras de trabajo. Y son las manos de tu bisabuela y de tu abuela, son las manos de tu tía abuela. Pero sobre todo son las manos de tu madre.

Todavía queda mucho camino por delante y no sabemos cómo acabará esta película en la que tú eres la protagonista. Sigues teniendo mucho miedo, pero quizás también seas un poco valiente y una buena guerrera que pueda luchar, aunque sea un poco, por otro final.

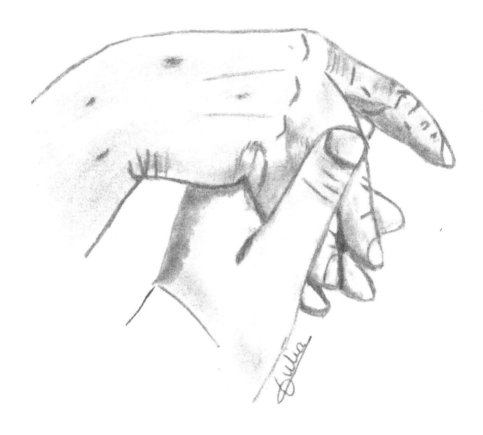

Ilustración de © Julia Baviano (@guerrera_sarmata)

De un gladiador nacieron dos gladiadoras

© *Lourdes Ortiz Marzo (@reparandoemociones)*

¿Papá, por dónde empiezo? Un mar de confusiones, una tormenta de sentimientos de impotencia, de incredibilidad, de frustración, de negación, de rabia, de profunda tristeza, de agotamiento físico, mental y emocional, de miedo crónico. Sentimientos contradictorios de una intensidad infinita, de amor incondicional, de fuerza heroica, de superación, de valentía, de alegría, de paz por haber hecho todo lo que estaba en nuestro corazón y en nuestras manos, y más por ti.

Marzo del 2014, a mi padre le dio un "*aire*", me pidió que le acompañase al hospital y empezaron las visitas interminables a los médicos, no sabían lo que tenía. Pasaron unos meses y su rostro se iba deteriorando. ¿Qué está pasando? Siete meses después fue ingresado, le realizaron mil pruebas, todo le salía bien, pero el lado izquierdo de su rostro se iba literalmente derritiendo, su boca cada vez estaba más desviada, más cerrada. Cada vez le costaba más hablar y comer, su ojo izquierdo se le estaba resbalando hacia abajo... los resultados neurológicos, estaban bien, pero mi padre se estaba desfigurando, no nos daban ninguna explicación.

¿Qué le está pasando? Todo era caos e incertidumbre, una inmensa impotencia sin saber qué hacer, ni a quién acudir. Pero tranquilo Papá, estamos aquí contigo, vamos a conseguirlo juntos. Recuerdo cuando visitamos al médico jefe de neurología, mi padre le pidió una explicación. La respuesta del médico fue nefasta. El médico neurólogo le dijo a mi padre...usted ya es mayor para presumir, acompañado de un gesto de soberbia. No me lo podía creer, cómo un médico le podía hablar así a un paciente, a una persona mayor. Allí estaba yo incrédula, defendiendo el derecho de mi padre a ser atendido con dignidad, con respeto. Pobres abuelitos que iban solos a las consultas, pensé. Ese comentario fue el principio del declive. Mi padre empezó a caer en una profunda depresión, no podía comer, no podía comunicarse, con el rostro desfigurado, él se veía como un monstruo, solo quería suicidarse. En dos meses llegó a perder 22 kilos, pero seguimos luchando Papá, con cirujanos privados, otros especialistas, diferentes médicos, diferentes hospitales... ¡vamos a buscar una solución Papá! Empezaron las caídas, las pérdidas de conocimiento. ¿Qué está pasando Dios mío? Continuamente estábamos en los hospitales, los diagnósticos eran confusos: es un ictus, es una parálisis de Bel, le dio un herpes Zóster, casi pierde el ojo izquierdo.

Amenacé a médicos por imprudencias pero jamás llegamos a denunciar por miedo a represalias. Cuando por fin conseguimos que le hicieran la cirugía facial, dos días antes la cancelaron. La doctora le empezó a contar mil cuentos, pero yo estaba allí, bajé la mirada y leí el motivo de la cancelación de dicha operación, carcinoma pulmonar. Me empezó a latir el corazón tan fuerte, que pensaba que iba a estallar, tenía unas enormes ganas de romper a llorar. No me lo podía creer, eso suena a cáncer en el pulmón, pero no quiero preguntarle eso a la doctora delante de mi padre. ¿Cómo se lo podía preguntar sutilmente? Nos daban por perdidos, con listas interminables de espera, al final conseguíamos una y otra vez que lo incluyesen en sus listas privadas. Seguían sin hablar claro, tratándonos de ignorantes. Utilizaban un argot demasiado técnico, no solo para una persona mayor, yo estaba allí y no entendía nada de lo que me explicaban. ¿Se cree usted que está hablando con un pobre viejo verdad, que puede tratarle con desprecio, y que puede hablarle con ese tecnicismo médico, que el paciente salga de la consulta angustiado por no haber entendido nada? No viene solo, somos dos y si usted es médico, yo soy Licenciada en Derecho, cosa que no era cierta.

Por otro lado, me sentía afortunada de poder acompañarlo, mi padre siempre iba muy elegante y yo acabé acompañándolo a sus visitas médicas con traje de chaqueta para que me tomasen en serio y tuve que aprender a descifrar todo lo que ponían los informes médicos. Los pasillos del hospital me parecían laberintos interminables, sin saber a dónde nos iba a llevar la siguiente prueba. Siempre aguantando la templanza, demostrándole esa misma fuerza que él me demostraba, animándolo y haciendo más liviana la espera. Estaba muy feliz de ir cogido a mi brazo, íbamos tan guapos los dos al médico, que incluso una vez le dije, que no se arreglara tanto, que si no, los médicos no le iban a creer. Se sentía orgulloso porque sabía que yo iba a defenderlo con uñas y dientes, hasta el final. Cuando en realidad, yo por dentro estaba temblando de miedo, aterrorizada, por esa incertidumbre y esa impotencia. Lo único bueno de esos viajes al hospital, fueron nuestras charlas profundas, nuestros desayunos y comidas de campeones después de las pruebas. Pero se me partía el alma, cuando veía que no podía pinchar con el tenedor la comida, cuando tenía que beber con pajita, cuando se le caía la comida de la boca o se le manchaba toda la barba.
Y llegaron los resultados del cáncer de pulmón. Empezamos con las quimios, las radios, las más de

30 neumonías, las más de 30 caídas, los síncopes, las broncoaspiraciones... y demás. Cada vez que veía reflejada la llamada de CASAMAMA en mi móvil, me daba un vuelco el corazón, lo perdíamos de nuevo, otra semana más para recuperarlo. Otra vez los médicos lo daban por muerto y querían sedarlo, de esa ya no sale decían. Tuvo más de 30 neumonías, desde la primera vez ya lo quisieron sedar, y dejarlo morir. ¡Nosotros no Papá, nosotros creemos en ti y estaremos a tu lado siempre! Una semana dormido, luego se despertaba, aunque la segunda semana no nos reconocía, comía con la mirada perdida, era durísimo verlo así, pero a la siguiente ya volvía a ser él. Poco a poco Papá, estamos aquí todos contigo. Y sabes una cosa, nos vamos a ir de vacaciones al camping, a la playa que tanto te gusta. Ahora necesitamos el bastón para ir a las visitas porque eres un hombre muy alto, necesitamos algo más de ayuda para que no te caigas. Con su bastón, su sombrero y su americana, seguía yendo tan elegante a las consultas, jamás perdió el ánimo y la fuerza de seguir luchando a pesar de que el cáncer hacía de las suyas. La metástasis en el cerebro, cada vez se apagaba un poquito más, después de la neurocirugía, su capacidad cognitiva era cada vez más dispersa, le costaba encajar las palabras, le costaba expresar lo que quería decir, te miraba con la mirada perdida. Al principio te seguía una conversación 10 minutos, y si prestabas atención a su lenguaje corporal, veías que luego ya desconectaba de la conversación y hacía gestos como de seguir la conversación, pero en realidad ya había perdido el hilo hacía rato. Lo peor de todo es que al principio él se daba cuenta de esas ausencias, y yo también, era como nuestro código. En los momentos de desesperación, daba las gracias por otro día más de vida. Bueno Papá, si ahora tenemos

que ir en silla de ruedas al médico, pues vamos, otros están peor, no nos podemos quejar. ¿Seguimos adelante, verdad? además que suerte, que dentro de todo lo malo, las quimios no te están afectando ni a la caída del cabello, ni al estómago, ves Papá otros están peor, demos las gracias. El sufrió un cansancio extremo como efecto secundario de las quimios, eso hacía que sus piernas no aguantasen su cuerpo, y se caía constantemente, además le tuvimos que poner pañales, y cuando se daba cuenta se los arrancaba. Lo teníamos que bañar, perdió completamente su autonomía, y cuando se daba cuenta de ello, sus ojos le delataban y se te partía el corazón, cómo le salía su carácter, a veces agresivo con mi madre de la impotencia que él mismo sentía. Jamás imaginé que acabaría cambiándole los pañales a mi padre y bañándolo al mismo tiempo que lo hacía con mi bebé. Cada negligencia médica, cada error administrativo, eran para mi interminables batallas de las que él, ni nadie no podían enterarse. Cada día que íbamos al médico, me ponía mi mejor armadura preparada para el combate, mi mejor sonrisa, para acompañarlo, sin que pudiese detectar que para mí, verlo como se me iba apagando cada día, me rompía el corazón en mil pedazos. Me preguntaba mi madre, y le decía que todo iba a salir bien. Mi bebé con 3 añitos preguntaba por su mamá y le tenía que explicar que el yayo, estaba malito y que yo lo acompañaba al médico. Que vayan los demás, me decía con sus ojos empañados en lágrimas. Cuando quedaba ingresado en la UCI, pasaba horas sola, escondida, llorando, sin que nadie me viese, se suponía que yo era la fuerte, no podía permitir que mi madre me viese derrumbada, porque entonces ella iría detrás. Mi hermana hacía todo lo que podía por mi padre, cuidándolo como nadie, cuando estaba en casa.

Digamos que yo luchaba en el hospital y ella en casa, y las dos luchábamos con los socio sanitarios. Y mis otros dos hermanos supongo que también hicieron todo lo que pudieron y supieron a su manera. Me daba mucha pena, que mi padre ya no pudiese disfrutar de su nieto como antes, pero al menos disfrutaban juntos, mi niño con tan solo 5 años ya cuidaba de su abuelo. La penúltima vez que salí corriendo desde Gerona a las 2.30h de la madrugada fue el 21 de junio del 2019, de nuevo en la UCI, después de más de treinta veces dejé de contar. De nuevo al hospital, de nuevo al socio sanitario, otra vez la misma historia más de cincuenta veces escuchando la misma cantinela, que se va a morir…blablablá.

El 20 de agosto del 2019 sobre las doce del mediodía nos dijo la doctora a todos, que a mi padre le quedaban horas para morirse. Mi niño con seis años levantó su cabeza de la pantalla del móvil y le dijo a la doctora, que todos nos vamos a morir algún día. La noche anterior se quedó mi hermana con mi padre en el socio sanitario, y esa noche me tocaba a mí quedarme. Cuando me lo confirmó mi hermana, me fui afuera a fumarme un cigarro. En ese momento me rompí: Papá no puedo más, ya no puedo seguir aguantando este dolor que me aprieta el corazón, y me deja sin respirar. Ya no puedo seguir siendo fuerte, y animar a todos. Papá me da miedo quedarme a solas contigo esta noche, que te vayas y me dejes sola. No puedo más Papá, no puedo pasar otra noche viéndote sufrir a solas. Y cuando subí a la habitación lo noté diferente, apoyé mi cabeza junto a su pecho y escuché por última vez su corazón.

Mi oído escuchó tres latidos de su corazón y de repente dejé de escucharlo latir, se fue a las 20.30h de la tarde del 20 de agosto del 2019, en compañía de mi madre, mi hermana, mi hijo de 6 años y yo. Tengo que decir que encontramos auténticos ángeles en la sanidad, tanto enfermeras/os como médicos que nos ayudaron muchísimo. Así que gracias a todas aquellas personas que nos ayudaron y a todas las que nos acompañaron en este difícil camino.

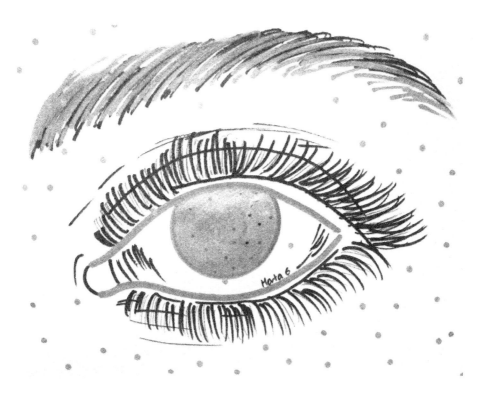

<u>Obra</u> de © Marta Garcês (@_garcesmarta)

La lucha de mi padre
© *Mari Carmen Ortiz Marzo (@mamen.ortiz)*

La lucha de mi padre contra el cáncer empezó a los dos años después de haberse deteriorado día a día. Normalmente, el deterioro empieza con las primeras quimios, con la radioterapia y sus secuelas. Empiezan a hacer mella en sus delicados cuerpos durante y después. Con mi padre no fue así, desgraciadamente, se lo detectaron cuando ya tenía metástasis por todo su cuerpo, cabeza, pulmón, tórax, etc.

Durante esos dos años vio, día a día, como su cara se deformaba. Perdió el oído, el ojo. Un sinfín de visitas a los médicos y la sensación que nos daban continuamente era de burla y desprecio hacia mi padre y hacia la familia. No entendíamos por qué unos profesionales de la medicina nos trataban como objetos, ya no digo animales porque no se lo merecen tampoco.

Hubo muchos errores y discusiones entre ellos, incluso peleas delante de nosotros llamándose *hijos de puta*.

Mi padre casi pierde el ojo. Los mismos sanitarios del hospital nos dijeron que si queríamos salvarle el ojo nos fuéramos de urgencias al Vall d'Hebron, que allí se lo salvarían, que en este hospital lo perdería, de hecho, lo hicimos y cuando lo vieron se quedaron sin habla.

Cuando volvimos a ir a otra visita al hospital donde lo llevaron desde el principio, había un doctor nuevo que no conocíamos y le explicamos la situación, miró el informe y él, que en principio lo había operado, nos afirmó que no conocía a mi padre, ¿cómo puede ser posible?

La doctora del oído me enseñó, a través de la pantalla, el tumor que tenía en el oído y nos lo dijo. Pues resulta que nos dijeron que era mentira, ¡que la doctora se ha equivocado! Y entiendo que se lo escondan al paciente pero ¿a la familia? No lo podía creer, ni siquiera la anestesista nos preguntó sí teníamos conocimiento de lo grave que estaba, y no, no lo éramos, porque incluso a nosotros no nos lo decían. ¿Por qué por todos esos errores?, ¿por miedo a denuncias?, ¿sabéis lo duro que es?, cómo te mienten en la cara, cómo les pides por favor que te digan que te expliquen y lo peor era ver que no, que no querían, que no nos respetaban y ver como mi querida cerilla, mi padre, se me iba apagando poco a poco y con él, mi madre, mi hermana, y yo.

Nos aconsejaban pedir informes, desaparecían, todo era un misterio.

Mientras, nosotros luchábamos por hacerle feliz, que sus días fueran, dentro de lo malo, lo más confortables posible, hacer que se sintiera vivo. Él disfrutaba mucho de la playa, de la montaña. Lo llevaba conmigo a todos los lugares que me pedía, solo quería estar con su familia y disfrutar de nosotros como nunca, y así hacíamos. Era un hombre que le encantaba pasear por la playa, sentarse al lado del fuego de una chimenea, ver el mar.

Lo mejor es que nunca perdió su elegancia, siempre arreglado, pero el ver su cara deformada le llevó a estar muy deprimido, empezó a tener demencia debido al tumor de la cabeza. Cuando nos dijeron que la masa era muy grande y que debido al grosor, esto le creaba la demencia, nos dijeron que cabía la posibilidad de operar y él ni se lo pensó.

Dentro de su capacidad quiso arriesgarse a la operación porque se sentía tan mal, tan indefenso ante esta situación... porque él se daba cuenta de que, cada vez más, sus movimientos, sus pensamientos, recuerdos, se le iban y aceptó.

El día antes de la operación quiso ir a Montserrat, a pedirle a la Virgen, ¡Dios mío, nunca lo hacía!, la que rezaba era mi madre. Él no creía, no me lo podía creer, y como no, allí fuimos.

La operación salió más o menos bien, pero no había remedio, no podían extraer más masa. Un día, en una de sus caídas, se abrió la cabeza y salió de ella un coágulo de sangre muy grande, nos asustamos muchísimo, parecía gelatina, otra vez lo ingresaron.

Dos días antes de la caída le hicieron un Tac en la cabeza y le vieron esa masa. Tras la caída le volvieron a repetir el Tac y había desaparecido. Los médicos dijeron que era imposible pero esa masa era el tumor. Nos pusimos súper contentos pero la metástasis estaba ahí, no había remedio.

El cáncer paró, incluso la metástasis, pero quedaron las secuelas. La disfasia fue lo que le provocaba las neumonías en el pulmón por ingerir los alimentos y ahí comenzamos otra batalla.

Yo, por desgracia, sabía lo que le hacían. Llevaba años con el cáncer de mi suegro, tampoco podía ingerir alimentos y allí estábamos con los espesantes y las papillas. Lo difícil que era darle de comer con una boca torcida que se le caía la comida hacia el lado. Y empezó el suplicio de las broncoaspiraciones, ingresaba crítico, nos decían que de esa noche no pasaría y que la familia teníamos que escoger.

Nos llegaron a criticar, a llamar egoístas por no dejar que muriera en paz, en paz… Yo sabía que quería vivir, me pedía que no le dejará allí, que allí moriría. Entraba en estado vegetativo y, a la semana, se recuperaba y nos pedían perdón, y así era siempre que ingresaba.

Un día me llamaron por teléfono y me dijeron que lo cambiaban de socio sanitario, así, ¡por toda la cara!, que mi padre ya no podía continuar en el que estaba ¿por qué?, no sabíamos por qué nos hacían eso, ¿sabéis por qué? porque no se murió y estaba vivo.

¿Sabéis la cara que se te queda cuando te dice una enfermera que te ha cogido aprecio porque les llevaba *donuts* para que merendaran, te diga que el centro esperaba que se muriera y lo mejor que podría hacer era llevármelo a mi casa y volver a traerlo otra vez para tener de un mes a tres meses más?

Me planté corriendo en el socio sanitario y les dije que a mi padre no lo movían de allí, que no habían transcurrido los tres meses y teníamos derecho a escoger entre tres socio sanitarios. Me lo llevé a casa estando casi vegetal.

En casa, bajo los cuidados de mi madre que es una campeona, lo recuperó en dos semanas. De repente, un día se despertó y nos dijo que qué ha pasado, que tenía como una neblina en la cabeza que no le dejaba decirnos nada, que nos veía pero no nos reconocía, pero que con nuestro cariño sabía que estábamos ahí, que éramos nosotras, sus niñas y su mujer.

Volvió a ser él, dentro de sus dificultades, claro. Pasó de la cama a la silla de ruedas y de la silla al bastón. Primero le costaba sostenerse, siempre se iba hacia un lado porque le afectó el lado izquierdo. La primera vez que ingresó en un socio sanitario, cuando despertó de su estado vegetativo, se quiso escapar y le pusieron más vigilancia. A las tres semanas ya estaba en casa otra vez, de hecho en este nos dijeron que de esa noche no salía.

En ese momento, después de ponernos verdes el doctor, recuerdo la mirada de mi hermano perdida, no se podía creer lo que nos estaban diciendo y en el momento que se fue el doctor me dijo: "es verdad lo que nos ha dicho, el papa se va a morir hoy". Inmediatamente, tanto mi hermana como yo dijimos: "no, no se va a morir hoy, el papa va a poder con ellos, ya lo veras." Y pudo, gracias a Dios.

La segunda vez que ingresó, otra vez en estado vegetativo, volvió a recuperarse y nos comunicó la enfermera que había intentado escaparse. Lo encontraron intentando parar un taxi, le preguntaron que dónde iba y él dijo, sin más: "a mi casa, con mi mujer y mis hijas que me están esperando".

Días antes me preguntó que por dónde se cogía el ascensor, que en qué planta estaba y le acompañaba a la cafetería para tomar un café, siempre con su espesante, por supuesto, que es lamentable tener que traerlo de casa porque en el socio sanitario no disponían de él, incluso les tenía que traer medicamentos.

Estuvo luchando durante más de 6 años, pasando por muchos médicos. Médicos y enfermeras que se merecen todo mi respeto, que si pudiera les hacía un altar en el cielo, pero también tuvimos a otros que no se merecen para nada estar ahí, por la falta de respeto que nos tuvieron y la falta de ética y moral hacía mi padre. Él nunca estuvo enfermo, nunca tuvo que asistir a un hospital y cuando lo hizo no le respetaron ni lo trataron como se merecía.

El final de mi padre fue terrible, como no, otro error médico, lo siento, pero no quiero pensar y más en la situación que estamos ahora con esta pandemia. Me gustaría ver al equipo que tapó la muerte de mi padre. Me gustaría que esas personas pagaran por ello, pero creo que le llegó su día y tenía que ser así, con esas imprudencias de parte de un personal que lo único que se merecen es que el karma les proteja en el día de su muerte, que vivan felices pero que, en su momento, se acuerden de los errores cometidos.

Mi padre volvió a ingresar justo el día que mis padres celebraban su 50º Aniversario de bodas, el 29 de septiembre del 2018. Meses antes, viendo su deterioro y, viendo que, cada vez estaba peor, lo celebramos porque yo me olía que tarde o temprano llegaría su fin

Ya no fue bien. Durante ese tiempo estaba más dentro que fuera del hospital. Mi madre ya no podía más, estaba cansada, sufría malos tratos de mi padre por su demencia, incluso le llegaba a decir que la iba a tirar por el balcón si pudiera. Tenía miedo de él, no dormía y sufría mucho.

En su último ingreso, cuando le iban a dar el alta para que se fuera a casa, la enfermera le dio una botella de agua de medio litro para beber sin espesante. Cuando yo llegué al hospital, noté que volvía a broncoaspirar, la respuesta de la enfermera: "no me he dado cuenta". ¡Por favor!, ¿cómo que no te has dado cuenta? Era su palabra contra la mía y volvió a pasar dos veces más.

A los pocos días lo trasladaron a un socio sanitario y... no me lo podía creer, ¡volvió a pasar! Lo peor de todo es que yo les avisé de lo que le había pasado en el hospital con el agua, y se echaron las manos a la cabeza. Les puse todas las botellas de agua con espesante y las que no tenían espesante, en el armario guardadas, y un bote de espesante para que lo tuvieran presente siempre, por si acaso.

De nada sirvió, le volvieron a dar. Yo les pedí que le dieran el medicamento, las inhalaciones, comúnmente llamada *la pipa*. Se la ponían sin medicamento, ¡por favor!, ¿qué os pensáis, que somos tontos? ¡Ponedle el líquido!, les dije.

Esa noche me quedé con él y vi que sí estaba llegando su momento. Fue eterno. Llamé a mis hermanos y a mi madre y vinieron. La doctora nos comunicó lo grave que estaba y, efectivamente, a las 8:30 del día 20 de agosto del 2019 falleció.

TE QUIERO MUCHO PAPA, siempre serás un luchador, como dice Lourdes: GLADIATOR, eres y serás siempre el MEJOR PADRE DEL MUNDO.

Zenpoema 4

©*Belén Vílchez Román (@mysticzentangle_ctz @bethlehem_2)*

Extasiada, sus manos acariciaban cariñosamente.

Oxígeno.

Abrió los ojos como si quisiera ver.

Era un momento mágico, perfecto, de esperanza

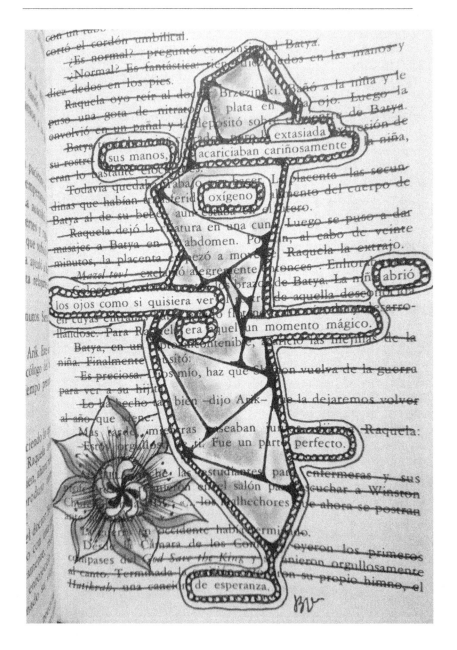

*Obra **Zenpoema** de © Belén Vílchez Román*
(@mysticzentangle_ctz @bethlehem_2)

El rostro que reposa en el cajón

© *Maite Doñágueda Ayala (@maitedonaguedaayala)*

Me miro desde el frío hacia la estancia en la que duermo

el rayo de luz y la nube.

No me encuentro. No estoy ahí.

Me veo desde el otro lado del cristal, me observo en el signo,

en la enfermedad y el deseo.

En la piedra.

Insignificante y violento, a veces calla

en la felicidad despierta. Aquel que fue creado en el tormento

se oculta como un monstruo.

Todos compartimos la palabra,

pero hay portadores de desdicha

entre los conocedores del Verbo.

Alguien más observa mientras, ajena, el vidrio refleja el interior.

Afuera la noche

huele el miedo,

me busca entre la multitud y me elige.

Se oyen golpes en la puerta, entra lluvia por las rendijas.

Inunda mis hombros.

Me observo desde el otro lado. Atravieso ríos de gente.

Parece como si todos rieran la vida en las aguas vivas

disfrazados de pastel de cumpleaños.

Se oyen sus balidos cerca de mi oído.

Ando cabizbaja desde el otro lado tras el que alguien

busca en los cajones revueltos

mis pinturas de guerra.

Me miro desde el frío hacia la estancia en la que sueño.

Cálida aparece una esperanza

dulce como un cuchillo.

La carne.

Trazo con mis dedos las pinturas de guerra

sobre el rostro que reposa en el cajón.

Viaje a Primrose Hill*
© *Maite Núñez (@mnl2166)*

Nada más recibir el diagnóstico, consulté en la agencia de viajes los precios de los vuelos a Londres. Los apunté en mi libreta de notas, entre las fechas de los ciclos de quimio y el de la operación. La chica me habló de una oferta ventajosa en un hotel de Primrose Hill.

- Desde la colina hay unas vistas fantásticas de Londres. Le va a encantar.

- Sólo quiero información. No sé si podremos ir.

La oncóloga me acababa de decir que no estaría en condiciones para viajar. No había querido llevarle la contraria, pero había prometido a los niños que ese verano iríamos a Londres.

- Piénseselo. Londres es una ciudad extraordinaria.

Quise sonreír pero sólo pude esbozar una mueca.

- Me lo pensaré - dije. Luego cogí los folletos que me ofrecía y regresé a casa.

Los días siguientes sólo tuve tiempo para las pruebas médicas. Londres desapareció engullida por la niebla de la incertidumbre, bajo los focos del quirófano, diseccionada por el escalpelo de la cirujana. Después de la operación permanecí una semana en el hospital. Paseaba con los drenajes asomando por debajo de la bata, con el miedo dejando un rastro por los pasillos, como una baba de caracol. Era mediados de abril y en el horizonte se perfilaba un futuro de pelucas y goteros. Las cosas en adelante iban a ser de esta manera. Nada más salir me compré un sujetador ortopédico, con un dobladillo para albergar la prótesis.

Los niños se alegraron de verme. Pensaban que me había ido de viaje por trabajo.

-Mamá, estoy practicando inglés para cuando vayamos a Londres-dijo Julia.

-Muy bien, cariño. ¿Querrás hacernos de intérprete? -me puse a su altura y le acaricié el pelo.

Jorge, mi marido, me miró sorprendido, como si con el pecho me hubieran extirpado también el sentido común.

-Tenemos que quitarles de la cabeza la idea del viaje -dijo-. No estarás en condiciones de viajar.

No quise llevarle la contraria, pero yo había prometido a los niños que ese verano iríamos a Londres.

El primer día de la quimioterapia la enfermera deshojó el catálogo de efectos secundarios.

- Se le caerá el pelo.

- Me pondré peluca -contesté.

- La cortisona le hinchará el cuerpo.

-Haré más ejercicio - me fastidiaba que pensara que no iba a poder con ello.

-El cansancio la matará. No podrá hacer nada.

-Pediré ayuda.

-No podrá viajar

No quise llevarle más la contraria, pero yo había prometido a los niños que ese verano iríamos a Londres.

A pesar de todo, los días avanzaron. La vida no se detiene con la enfermedad. Yo esperaba cada ciclo de quimio como lluvia de abril. Entre el primero y el segundo me quedé sin pelo. Los niños pensaron que me lo había rapado porque tenía piojos. Cada tres semanas brindaba mis venas a la enfermera: una ofrenda a Santa Quimioterapia de la Divina Curación. Odiaba que aquella mujer tuviera razón. Pasaba los días en el sofá, aletargada por el tratamiento. Pensé que morirse no era una mala opción. Tenía llagas en la boca y apenas podía caminar.

Una mañana, a principios de julio, no pude levantarme de la cama. Jorge llevó los niños al colegio antes de irse a trabajar. Busqué una posición para poder dormir, la penumbra enquistada en el dormitorio. En mi desvelo, vi desfilar a mi marido, con su perplejidad; a la oncóloga, con sus malas noticias. Pasaron la cirujana y la enfermera. Vi a mis padres, que hacía tanto que se habían ido. Me hacían señales para que me acercara.

¿Cómo se prepara una para morir? -pensé- ¿Acaso hay que dejar las camas hechas, la ropa planchada? ¿Basta con bajar las persianas, como si nos fuéramos de vacaciones, quizás un fin de semana en la montaña o en la playa? ¿Cómo se prepara una para morir? ¿Tal vez dejas los cojines bien puestos, la nevera llena, el lavavajillas recogido? ¿Hay que apagar la luz? ¿Habría que acabar el libro que estás leyendo, lo colocas luego en su hueco, en la estantería, sin que sobrepase un milímetro a los que lo rodean? ¿Cómo se prepara uno para irse?

Todavía no.
Busqué el número de la agencia de viajes. Me contestó la chica, con su voz jovial y amable.

-Soy la del viaje a Londres. ¿Me recuerda?
-¿Cómo dice?
-Que ya me lo he pensado.

Los atardeceres son preciosos y llenos de vida en Primrose Hill. Desde la colina admiramos sobrecogidos la ciudad. En ocasiones, los niños juegan a acariciarme la cabeza; el pelo empieza a brotar, terco y fuerte, como la hierba de los parques. De vez en cuando pienso en el miedo. Es normal. Luego hago un gurruño con ese pensamiento y lo lanzo a la basura, como mondas de manzana.

*Este relato recibió el tercer premio en el I Certamen de Relatos Cortos sobre Cáncer "Caty Luz García Romero" (AECC, Pozoblanco, 2019).

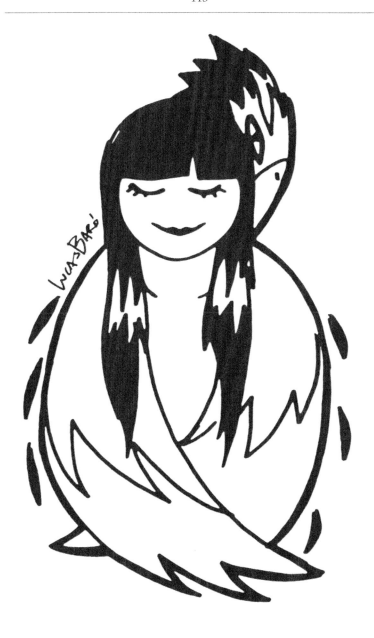

Ilustración "**_Alas protectoras_**" de © Lucas Baró
(@comando_jaza)

Mi atípico cáncer de mama

© *María Isabel Ojeda Calleja (@isabel.o.c)*

Mi nombre es Isabel Ojeda, tengo 45 años, soy de Sevilla, estoy casada con el hombre de mi vida desde hace 22 años y soy madre de dos hijos maravillosos.

Desde los 17 años tengo Enfermedad de Crohn y desde los 44 años tengo cáncer de mama bilateral

Soy una mujer normal que trabaja y lleva su casa adelante con la ayuda de sus hijos y marido y entre los ratitos disponibles que tenía iba a mis revisiones y en una de ellas con la ginecóloga empieza mi historia con el cáncer.

El 2020 empezó fuerte, el día 2 de Enero tenía cota con mi ginecóloga y le dije que me notaba un bulto en cada pecho, el día 16 me hacen ecografía y mamografía y al radiólogo no le gusta lo que ve, el día 23 me hacen biopsia y el día 30 me llaman a las 10 de la mañana y me dicen que me quiere ver la doctora ese mismo día a las 14 horas.

Diagnóstico: cáncer de mama bilateral.

Lloré mucho, hasta creer que me ahogaba con mi propio llanto, a los tres días decidí dejar de llorar y luchar para vencer.

El mes de Febrero fue prueba tras prueba y en la resonancia de mama encontraron un tercer tumor y muchos ganglios de la axila derecha afectados.

En el pecho derecho había 2: un luminal B de 3cm, un carcinoma ductal infiltrante de 17 mm y en el pecho izquierdo 1: un Her2+.

El cirujano me habló muy claro desde el principio y sabía que estaba muy difícil, que había venido fuerte y que más fuerte tenía que estar yo.

El 9 de Marzo empezó mi quimioterapia, fueron 12 sesiones, las cuatro primeras 1 cada 21 días y las siguientes 8 semanales.

Tenía muy claro que cuando el pelo empezara a caer, no dudaría en coger la máquina y pasármela por la cabeza y así fue, mi hijo mayor sin pensarlo me dijo que ya era el día y él mismo se encargó de raparme por completo.

Nunca pensé que iba a disfrutar tanto de mi calva, me veía guapísima porque decidí pensar que eso era parte de mi curación.

La quimioterapia fue más dura de lo que pensé que sería porque la viví en medio de la pandemia mundial, encerrada sin poder ver a mi madre que estaba sufriendo por no poder estar cerca, necesitaba a mis hermanos cerca.

Siempre he llevado una actitud positiva porque pese a que la cosa pintaba mal, yo nunca pensé que no me iba a curar, cada sesión de quimioterapia era una dosis de vida, no vi la quimioterapia como un enemigo, era el veneno que me estaba dando vida aunque a ratitos me la quitara.

El día 1 de Septiembre llegó la operación, doble mastectomía, vaciado de axila derecha y 4 ganglios de axila izquierda, reconstrucción inmediata con expansores.

La quimioterapia limpió todo, solo quedaron dos ganglios positivos con una carga tumoral tan pequeña que no preocupaba a los médicos, así que yo feliz.

La recuperación fue lenta y molesta porque era totalmente dependiente de mi marido, no podía levantar los brazos, tenía el cordón axilar en la derecha y eso no me permitía levantar el brazo ni a 45°.

Después han sido 25 sesiones de radioterapia en el pecho derecho, axila derecha y cuello, el pecho quedó totalmente quemado pero en unas tres semanas estaba como nuevo.

Ahora estamos con las revisiones y todo va bien

Espero que en breve también se puedan terminar de llenar los expansores y si con un poco de suerte a finales de 2021 me pueda reconstruir.

El miedo siempre va a estar ahí, pero es inevitable, lo que tenga que pasar va a pasar, así que mientras siempre pensando en positivo y disfrutando de cada momento como si fuera el último porque la vida cambia en un segundo.

Ahora miro atrás y veo que ha pasado un año muy duro pero también veo lo fuerte que he podido llegar a ser, tenía mucho miedo a la quimioterapia, pensaba que no la iba a resistir y ahora me siento tan bien que no me lo creo.

El cáncer llega a tu vida y como un tsunami arrasa con todo, pone la casa del revés pero también hace que te des cuenta de lo verdaderamente importante en tu vida.

Siempre digo que todas las personas deberían de tener un susto en sus vidas para que aprecien lo bonito del despertar cada mañana y se paren un momento a vivir.

El cáncer se llevó a mi padre cuando yo tenía 20 años y cuando me lo diagnosticaron a mí, lo único que tenía en la cabeza era que yo no quería pasar por eso así que mire al cáncer de frente y le dije: no me vas a ver así, voy a luchar con la mejor medicina, con mi sonrisa porque esa no me la vas a quitar.

A día de hoy, soy una superviviente de cáncer de mama.

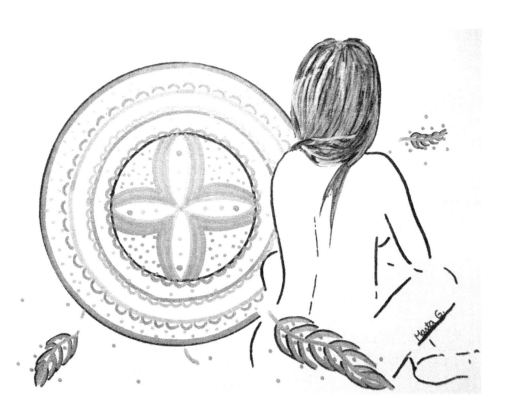

Obra "***Mujer sin rostro***", de © Marta Garcês
(@_garcesmarta)

Teresa, para ti son estos versos, que van a ser eternos como tú

© *Maria Plana Nova (@maria_plana_poeta)*

A Teresa Martín, mi amiga, mi valiente, mi guerrera. Su médula dejó de funcionar el 12 de noviembre, estaba ingresada en la Unidad de trasplantes del hospital de Cáceres, donde había trabajado tantos años. El día 25 de diciembre (Navidad) de 2020 me mandó su último mensaje de voz en el que me decía que ojalá entráramos con buen pie en el 2021, porque esperaba tomarse la revancha. El día 26 de diciembre nos dejaba. Su generosidad no tenía límites. Siempre se dio a los demás como persona, como enfermera y como amiga. De ella, aprendí a reforzar los valores, a tener más, y a amar la vida.

Teresa, para ti son estos versos, que van a ser eternos como tú.

Yo nunca supe hasta hoy cómo era un ángel
Pensé que lo sabría un día al morir.
Y aunque para aprenderlo nunca es tarde,
Es triste que lo aprenda, a tu partir.

Creí que ellos estaban en el cielo
Jamás imaginé que están aquí,
Y un día se van también, como nosotros,
Y siguen siendo ángeles allí.

Los ángeles sonríen, nos abrazan
Y no lo digo solo por decir,
Lo sé porque recuerdo su mirada,
Y os juro que es verdad, que son así.

Por eso es que hoy repaso sus palabras
Aquellas con las cuales aprendí.
Que tantas le quedaron por decirme,
y tantas me han quedado por oír.

Peinados en el espejo

© *Maria Plana Nova (@maria_plana_poeta)*

A una niña con cáncer infantil, valiente y guerrera como su madre:

Peinados en el espejo

Cuando veo llorar a mi mamá
me miro al espejo, y ella se ríe
porque allí me peino.
Entonces se acerca, me abraza
Y dibujamos las dos, peinados nuevos.
Luego me hace una foto,
para que no se le olviden.
El abuelo se puso malo
Y también se le cayó el pelo,
mamá lloró, y la abuela le dijo
que siempre hay esperanza.
El abuelo ya se ha curado.
Pronto me crecerá el pelo
y mamá podrá hacerme peinados
con lazos de todos los colores.
Hoy mamá ha vuelto a llorar,
pero yo estoy tranquila
porque la abuela le ha dicho
que siempre hay esperanza.

Antes y después
© *María Serrano Muñoz (@maria.sm85)*

Antes del todo nada estaba bien.
Mi cuerpo, mi pelo, mi piel...
Antes de saberme mortal
llenando domingos tarde
dudando qué hacer.
Como si los días sobraran,
como si tuviera derecho a todo,
como si siempre fuera a estar aquí,
como si mi pecho no albergara un misil.

Antes de reconocerme provisional,
respiraba deprisa y me enfadaba porque sí. Ya
ni recuerdo esa sensación.

Ya mi cuerpo es una casa en obras
y los días solo buscan un poco de sol.
Espero no olvidarme nunca de esto,
que somos del tiempo y no de la razón.

Ahora solo quiero abrazarme y dejarme sentir. No
tengo tiempo de peinarme, solo quiero vivir. Ya
nada es tan grande, ni siquiera el temor. Pequeñita
y tumbada en la playa,
allí, si me buscas, estaré yo.

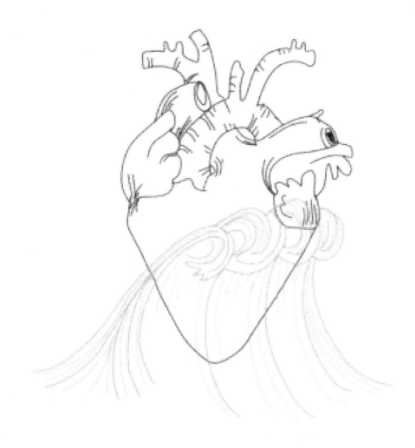

Ilustración de la autora.

Laberintos

© *Marshiari Medina(@moncherry_cherry)*

No es fácil explicarse,

Ni los movimientos, ni los sonidos, ni el color del mar.

Solo existen formas, ideas y sombras.

El cielo azul define un universo:
Cáncer, cangrejo, cascarón lleno de turbulencias,

Y en algún momento, todo deja de ser.

Se ha parado el tiempo, ha tomado la forma de una lágrima, de mil preguntas, de nubes que empañan el silbido del futuro.

No es fácil explicarse

Ni los por qué, ni cómo... desde la creación, es una línea recta, definida.

Geometrías de Dios.

Cuando tu vida deja de estar en tus manos, cuando la marea del mar truena y se enfurece

Todo el mundo quiere oírlo, todos quieren saberlo:

¿Te dolió?
¿Te angustió?
¿Tuviste
miedo?

Sí, sí, sí.

Pienso: soy una caja de pandora, un reflejo de inquietudes, un momento en un momento, en un momento, en un momento, en un momento, en un momento, en un momento, en un momento...

Yo y mi reflejo somos la misma. Ella es mi pasado, pero también mi presente.
Las luces iluminan el cielo y los peces nadan en la espuma.

Cáncer-de-mama: Como manchan al universo, esas tres palabras.
El miedo vive entre mi corazón y las costillas.
Angustiando cada noche, con mil hechizos.

Hay noches que lloro sin consuelo. Pienso en la muerte, y en su infinita guarida, llena de luces que se apagan.

Los recuerdos, los sueños de un saltimbanqui que vive en el castillo de lo incierto.

No es fácil explicarse, el por qué, ni para qué...
Cuando el blanco transforme al negro, y haya claridad en cada una de estas líneas,

Los laberintos se abrirán.

A una amiga que se transformó en mariposa de mil estrellas

© *Marshiari Medina(@moncherry_cherry)*

Hay una energía que atraviesa tiempos y espacios,

La esperanza.

No hablábamos el idioma de la una ni de la otra.

Pero había un lenguaje encriptado

Donde tu sonrisa iluminaba la pantalla, donde un mensaje se transformaba.

Hola

Que el viento trae una luna
llena de azul y luciérnagas...

Te veía con tu puercoespín en el hombro

Angelito de las buenas noches, espinado y de cuatro patas

Ni de noche ni de día

No me desampares

que me moriría

Y el suave velo de tus mascadas, y la frágil traslucidez de tu piel, han perfumado mi memoria.

Dentro de tu pecho el demonio duerme y se extiende calladamente, y se pasea entre las puertas abiertas y susurra quietamente: aquí estoy

El haiku de tus palabras me tendieron una trampa:
ホスピス

Tardé dos días en entender. Tú tardaste unas horas en morir.

¿En el cielo se ve el amanecer?

¿Corres con los pies desnudos, entre ángeles y ríos de esmeraldas?

Allá, estoy segura, nada duele. Allá, tu sonrisa se funde con el universo. Allá no recuerdas la palabra cáncer, ni el vocablo del miedo. Allá la música fluye de los árboles ancestrales.

Y si tienes la libertad de tomar formas, estoy segura

F l u y e s   c o n   el   a i r
  e

Cho~   Cho~ Cho~
               Cho~ Cho~
          Cho~ Cho~

               Cho~ Cho~ Cho~ Cho~
               Cho~ Cho~ Cho~ Cho~
               Cho~

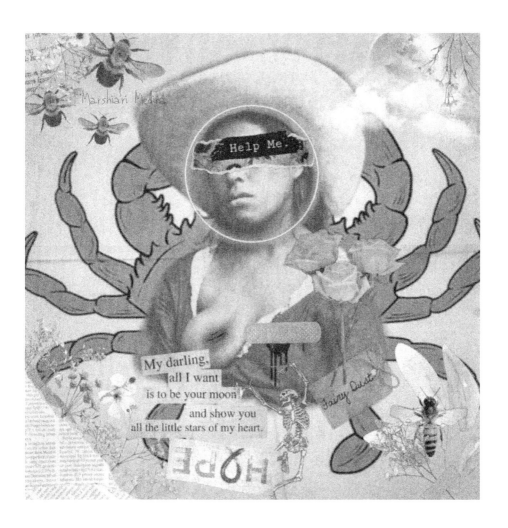

Collage _de la autora_

La piedra en la madre
© *Marta Garcês(@_garcesmarta)*

la piedra no desaparece jamás
dice mamá mientras se peina frente al tocador que la
ha acompañado los últimos treinta años.
los ojos de la madre tienen un agua que sabe a sal
no son las lágrimas
es ese espacio tiempo que quedó intacto el día de la
vuelta a casa
en ese tocador un pecho herido
una piedra que deja el hueco de la eternidad dentro
de la piel
la mutilación del alma en la red destejida del
adelante
            que yo puedo, que yo puedo con la piedra
decía mamá tras las sesiones de quimioterapia que
la dejaban exhausta
la piedra juega al escondite
            ¿la piedra ya no juega al escondite?
no, mamá, ya no hay piedra
                        pero queda el hueco
                        y sabor a hiel
mamá se peina el nuevo pelo que le ha nacido frente
al tocador que la ha acompañado los últimos treinta
años
hace cinco que sus ojos no son los mismos
yo leo miedo, yo leo tiempo, yo leo en los míos los
suyos
tu sangre,   mamá
en mi puedo sentirte
y tu piedra ya no puede hacerte daño
vamos a cogerla con las manos
la desgastaremos hasta que de ella quede
ese ápice de nada
                        ¿la piedra se ha ido?

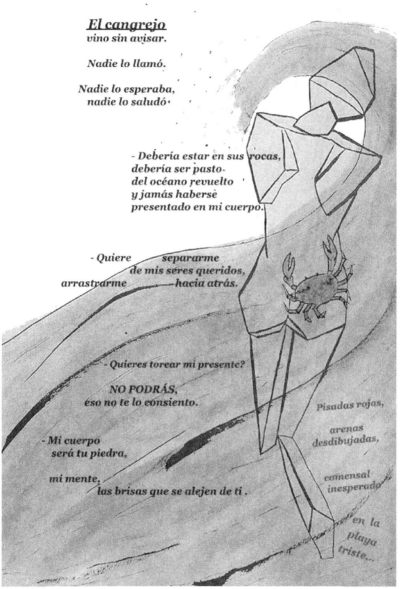

El cangrejo
vino sin avisar.

Nadie lo llamó.

Nadie lo esperaba,
nadie lo saludó·

- Debería estar en sus rocas,
debería ser pasto·
del océano revuelto
y jamás haberse
presentado en mi cuerpo.

- Quiere   separarme
          de mis seres queridos,
arrastrarme   hacia atrás.

- Quieres torear mi presente?

NO PODRÁS,
éso no te lo consiento.

- Mi cuerpo
será tu piedra,

mi mente,
     las brisas que se alejen de ti.

Pisadas rojas,

arenas
desdibujadas,

comensal
inesperado

en la
playa
triste...

Obra: **El cangrejo** de © Minerva Moreno
(@m.athenaie) y © Búho Negro
(@buhonegrobuccana)

Todo pasa y todo llega

© *Noemí Ruíz Marín*
(@mi_cancerdemama_triplenegativo)

Esta frase se repetía dentro de mi cabeza durante el tratamiento de quimioterapia. Fue un camino difícil, pero por supuesto ¡¡SI SE PUEDE!!

Con 29 años me detectaron cáncer de mama, fue un golpe muy duro, no me lo esperaba, mi hija tenía 2 añitos y yo solo pensaba en si la vería crecer.
Todo fue muy rápido, en tres semanas ya estaba metida en el quirófano. Como el tumor era muy pequeño primero operaron (me quitaron un trocito) y tengo una cicatriz que me acompañará toda la vida, una cicatriz que me recuerda lo fuerte que he llegado a ser. Luego llegamos a quimioterapia seguida de radioterapia, fue un proceso duro, gracias a todas las personas que me rodeaban fue todo un poquito más fácil. Es muy importante la parte psicológica, pedir ayuda, llorar, reír, todo vale en este proceso.
Hice todo el tratamiento previsto, le dimos con todo al cáncer y ¡¡nada quedó!!

Nunca en mi vida había usado la palabra valiente, pero durante el proceso me di cuenta de lo valiente que estaba siendo, porque aunque me aterraba entrar en la sala de tratamientos, entraba, y eso es lo más valiente que he hecho en toda mi vida.

Mi tratamiento duró 8 meses y luego la frase, *todo pasa y todo llega*, cobró más sentido, porque todo pasó y todo llegó. Si estás leyendo esto, quiero decirte que es duro todo lo que pasamos, pero al final, siempre sale el sol. Disfruta de los días buenos, y de los malos también, porque son parte del proceso y te aseguro que todo pasará.

Vive el día a día, ponte metas cortas, porque a veces la vida abre puertas muy pesadas, pero a la vez, se abren ventanas grandes y con unas buenas vistas.

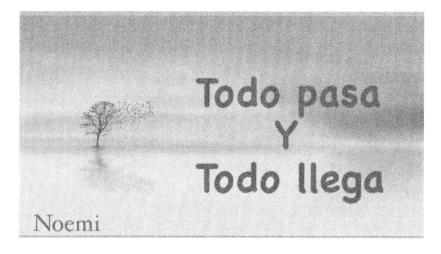

Imagen con texto de la autora

Aliento fresco

© *Patrizio Pérez Pacheco*

A mi hermana Lola

¿De qué sirven la piel
o los cabellos?

Me basta tu mirada limpia,
tus ojos claros de sueños,
y tu querer incorrupto
que retoza junto a ese niño que crece
en una primavera intemporal que te salva.

¿De qué sirven el cuerpo
o las manos ?

Me consuelan tus abrazos imaginarios
junto a las caricias certeras que guardas
en el mapa de un futuro que anhelas
como un viernes de feria
con bailes de brazos alegres.

¿De qué sirven los relojes
o los tiempos?

Me valen tus ganas fructíferas,
tu sonrisa dulce y discreta
y tus deseos puros
de una ilusión que no agota el aire
y con la que retomas energías.

No quiero piel,
cabellos, cuerpo o manos.

Te quiero a ti,
a ese aliento fresco

de luz y de sonrisa
con el que coloreas satisfecha la vida.

18-01-2021

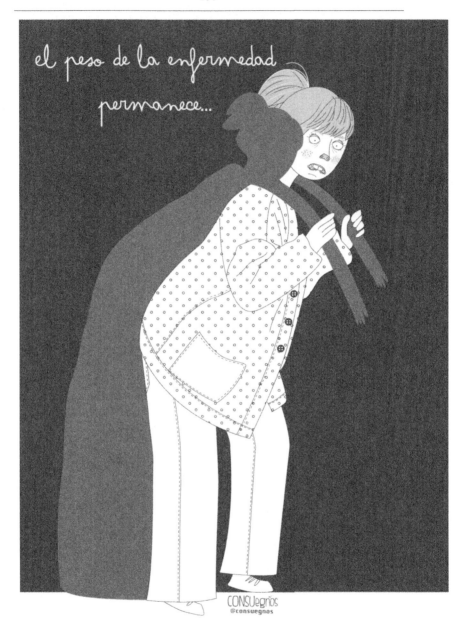

Ilustración ***El peso de la enfermedad***, de
© *Consuelo Pérez González (@consuegnos)*

Recordis

© *Raquel Sánchez Tabernero*
(@raquel_likearollingstone)

Recuerdo a mamá saludándonos desde aquel edificio que, por aquel entonces, a mí me parecía un rascacielos. Siempre sonriendo para nosotros. Recuerdo las notas que le escribía contándole qué había merendado en casa de la abuela y cuánto la echaba de menos.

Recuerdo a mamá sufriendo por los tratamientos y cómo el dolor que ella sentía nos alcanzaba a todos nosotros. Recuerdo aquel domingo, con el grupo *scout* en el colegio, en el que me vinieron a buscar y yo no quería irme. Recuerdo el coche en silencio y el momento exacto en el que me dijeron que ya no estabas.

A partir de entonces todo cambió. La vida nos acorraló abandonándonos en un pozo del que parecía imposible salir. La oscuridad se cernía sobre nosotros como si aquel manto gris que nos cubría no fuese a desaparecer nunca.

Pasaban los días, los meses y los años y empezamos a sentir un poquito de luz que intentaba iluminar el camino de salida de aquel agujero negro y mandarnos un poquito de calor.

Aquella luz era mi abuela, sus abrazos al llegar a su casa, el olor de su cocina, las bromas con mi abuelo, sus meriendas después del cole. Verla asomarse por la ventana cuando la llamaba desde la calle era una gran razón para seguir escalando las paredes de aquel pozo. Su sabiduría y su cariño forman parte de la mujer que hoy soy.

Recuerdo, sobre todo, a papá. Él era el que más tiraba de aquella cuerda, a pesar de estar también en ese tenebroso lugar con nosotros.

Y fui creciendo con el miedo a ser la siguiente. Con la sombra del cáncer persiguiéndome siempre.

Cuando finalmente me alcanzó, sentí que yo no tenía esa fuerza que tenía mamá para afrontarlo. La misma fuerza que le pasó a su hermana, mi madrina, y que yo me veía incapaz de encontrar.

Ahora recuerdo a mamá cosiendo en su Singer mientras los rayos del sol iluminaban el salón. Los trajes que se hacía ella misma. Su caja de galletas llena de alfileres y jabones para marcar. Los dibujos que hacía y el talento que tenía para tantas cosas.

Recuerdo a mamá riendo, con sus amigas. Siempre presumida y ¡qué guapa era!

Recuerdo aquellas vacaciones en Vilagarcía de Arousa, aquellas fotos junto al hórreo y cómo Álvaro salía a por pescado cuando por la mañana pasaba el pescadero junto a la casa.

Recuerdo los paseos y la música que le gustaba, la que hoy también escucho yo. Los poemas que nos escribió y que brillan orgullosos en las paredes de nuestras habitaciones.

Lo que nos sacó del pozo fue ese conjunto de recuerdos tan bonitos de mamá. Entendí que esa luz que nunca se apagaba era ella.

El cáncer de mama siempre estuvo presente en casa, pero ella nos enseñó a afrontarlo.

Hoy su luz nos alcanza a muchas y somos ya un pequeño ejército demostrando que tenemos más fuerza en nuestro interior de la que creemos. Dándonos la mano y creando un vínculo que siempre nos hace saber que no estamos solas.

Luchamos contra esos sentimientos negativos que se quieren quedar y nos empujan a lugares oscuros. Luchamos por vivir. Luchamos por amanecer cada día con ganas de más. Luchamos por conseguir más recursos y más investigación, porque es la medicina la que lucha contra el cáncer. Nosotras solo luchamos por vivir más, por más calidad de vida.

Hoy, esos recuerdos, que a veces duelen al pasar de nuevo por mi corazón roto, arrojan un poquito de luz a esa herida para que, aunque nunca cure, siempre sienta tu calor.

Mi homenaje para mamá y para todas las mujeres luchadoras es mantener su recuerdo cada día, ser consciente de que siempre está conmigo y tener siempre presentes esas ganas de vivir cada momento como si fuera el último, a pesar de todo. Disfrutar de las pequeñas cosas que tenemos y que son las que verdaderamente nos hacen felices. Amar mucho y bien.

Esa luz que nunca se apaga somos nosotras.

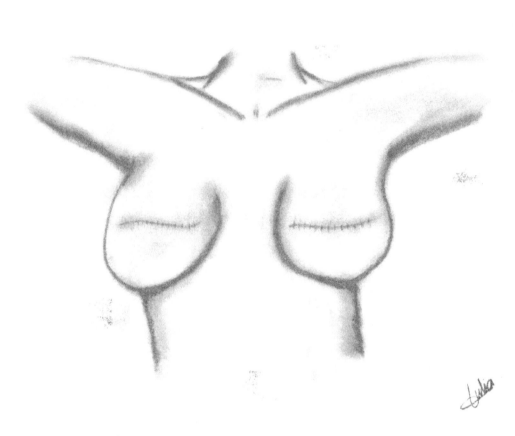

Ilustración de © Julia Baviano (@guerrera_sarmata)

La luz que tilila
© *Rita Turza (@ritaturbe)*

La luz se cuela
titilando
por el quicio de la ventana
como una sombra
hambrienta
dispuesta a cubrirlo todo.

Mis ojos
cegados por el miedo
todavía capturan emociones
y las preguntas
se derraman
sobre mi pecho.

Y todas las respuestas
cambian y se posan
en un atardecer
a cámara lenta.

Mis dedos
pasan las hojas
de un viejo libro de poemas,
para olvidar...
que mis venas
siguen conectadas a
la corteza carboplatina del tejo.

La luz se cuela
titilando
por el quicio de la ventana,
goteando
palabras,
palabras que trazan
la ruta de la guerrera.

Como si fuera la primera vez,
el círculo se ha cerrado.

La luz,
con su tacto suave
y brillante,
ha dejado de explicarse.

Entonces comprendo,
llegar hasta aquí
ha sido un camino
cubierto de alambre de espino.

Mientras,
el vértigo
ha enraizado mi cuerpo.

Pero el precio es seguir viva...

Ha merecido la pena.

Canto a la vida

© *Sara Induráin San Martín (Facebook: Sara Wairimu Indurain)*

No solo se trataba de sobrevivir
Mi cuerpo aún cicatrizante no se conformó con ello
Quiso llenarse de la máxima vida
Acogiéndote en sus entrañas vibrantes
Y tú, mi pequeña, te acurrucaste, silenciosa. En el
único hueco que dejé en mi interior
Lo llenaste poco a poco, de tu luz y tu color
Te anclaste a mi cálido vientre
Aferrándote así a la vida
Tal y como yo a su vez, hacía, al otro lado de la piel
Cada una luchaba su particular batalla
Sin saber, que al final de la guerra, nuestras
inquietas miradas acabarían encontrándose, en el
mayor amor que se haya descrito jamás
Que suerte la nuestra, pequeña
Que suerte la mía
Que bello nuestro canto a la vida

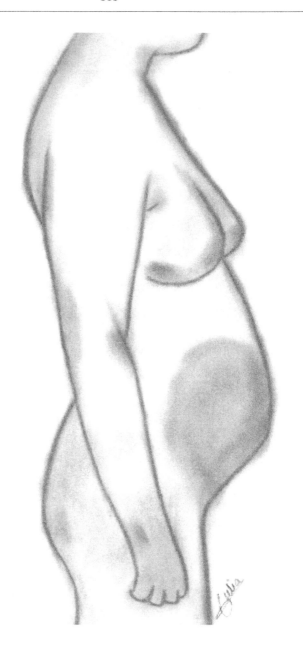

Ilustración de © Julia Baviano (@guerrera_sarmata)

Donde nacen las guerreras

© *Silvia Cano Moroba (@sylvie_1510)*

Una abuela se encierra en la cocina con la intención de hacer la receta preferida de una nieta que lleva demasiado tiempo fuera de casa. Una nieta de cinco años, cuya vida cambió por completo hace tres meses cuando una analítica de sangre descubrió el porqué de un cansancio que no remitía, de unos moratones misteriosos que aparecían sin motivo. La abuela bate los huevos con el azúcar, incorpora el aceite, el yogurt y finalmente la harina y la levadura. Recuerda la primera vez que preparó la receta con su pequeña nieta de ojos azules. Y mientras cocina, unas lágrimas que ya no puede contener más resbalan por sus mejillas. Demasiado tiempo llorando para adentro, demasiado tiempo sonriendo sin ganas, tres meses viviendo en un sinvivir. Hoy se ha despertado decidida a superar el miedo e ir a visitarla al hospital. Hasta ahora no podía hacerlo, ha llamado cada día para saber cómo está, ha aprendido a hacer videollamadas para hablar y poder ver a su nieta. Pero ya basta de pantallas, hoy necesita abrazar a su única nieta, darle un beso, aunque sea con la mascarilla puesta. Va a llevarle el bizcocho, no sabe si su princesa tendrá apetito, la quimioterapia le cambia el gusto a las comidas y las llagas han empezado a aparecer dentro de su boca y resto de mucosas. Y mientras una abuela guerrera sale de su casa cargada con un bizcocho, ilusión y muchos miedos, una nieta de ojos azules la está esperando para demostrarle que existen héroes sin capa, PRINCESAS GUERRERAS sin cabello y mucha vida en medio de una planta de oncología pediátrica.

En otro rincón del mundo, una mujer joven sale a pasear sola para salir de una casa que se le cae encima, una casa que ha quedado demasiado vacía después de ese ocho de octubre. A cada paso un recuerdo, porque su andar no es solo físico, porque con cada quilómetro recorrido por las calles de su pueblo, se va cosiendo muy lentamente la herida de un corazón que jamás volverá a ser como antes porque su hijo murió cuando empezaba a vivir. Una madre normal que ha tenido que convertirse por fuerza en MADRE GUERRERA y sacar coraje para aceptar que el cáncer de su niño era incurable. INCURABLE. INCURABLE, INCURABLE. Una palabra que jamás quisiéramos oír porque destruye cualquier brecha de esperanza. La mujer ha empezado un camino de lágrimas que va a ser largo y doloroso pero en el que va a conseguir transformar el sufrimiento en agradecimiento y amor.

Una adolescente rebelde de dieciséis años llena la bañera con agua caliente. Pone cuidadosamente la toalla encima del radiador. Revisa la ropa que descansa en una silla. Comprueba que esté todo preparado: unas braguitas, unos calcetines, el pijama y... sale del baño, se dirige a la habitación de su madre y coge un pañuelo violeta. El pañuelo, casi se le olvida. Es lo primera que va a pedirle su mamá cuando salga de la bañera. Entra en el comedor donde una mujer muy delgada mira la televisión sin demasiado entusiasmo. La muchacha se le acerca, le da un beso y le susurra: *"vamos, mamá, es la hora del baño"*. La sujeta por un brazo para ayudarla a andar, con el mismo amor que esa mujer sostenía a su hija cuando empezó a dar sus primeros pasos, hace ya quince años. Una hija que, con apenas dieciséis años, ha decidido dejar por un tiempo sus estudios para cuidar a su madre enferma. Una hija rebelde que ayuda a desnudar a su madre para que se dé un baño y con la esponja llena de jabón le limpia la espalda, el torso, las piernas, la cabeza sin pelo... imaginándose que el agua y el jabón consiguen limpiar el cáncer que devora ese cuerpo, el mismo cuerpo que a ella le dio la vida. Y así, juntas, van fabricando momentos compartidos imposibles de olvidar. La GUERRERA REBELDE con el corazón más grande que pueda existir viste a su madre, quien no sabe si conseguirá sobrevivir al cáncer pero está feliz porque tiene a su lado a la mejor medicina para serlo.

Guerreras anónimas que deciden seguir adelante aunque el camino no sea fácil. Que miran de frente al dolor y a la muerte decididas a vivir con cada latido porque han comprendido que no podemos escoger todo lo que nos pasa en la vida pero sí podemos elegir nuestra manera de afrontarlo, nuestra actitud. Cuando la vida te traiga batallas que lidiar, saca a la guerrera que llevas dentro. Si miras atentamente descubrirás que cada día nacen nuevas guerreras dispuestas a demostrar al mundo que las mejores armas son el amor y la humanidad.

Metástasis emocionales

© *Silvia Cano Moroba (@sylvie_1510)*

Hay heridas invisibles a los ojos de los demás, heridas emocionales que supuran incansablemente, que piden a gritos que las mires y las sanes para poder seguir adelante. Ocho años después de aquel inesperado diagnóstico, aún sigo reconstruyendo mi vivencia, buscando el sentido de todo ese caos, aceptando lo que sucedió para transformar en algo positivo tanto dolor y sufrimiento.

En junio del 2012 mi vida se derrumbó como un frágil castillo de naipes al recibir un soplo de aire. El futuro, perfectamente planificado, se desvaneció al escuchar que mi hijo de apenas dos años de edad tenía un tumor muy agresivo con múltiples metástasis óseas. El primer duelo: aceptar que ese cuerpo que transmitía pura vida escondía a un monstruo que estaba dispuesto a avanzar hasta matar a su huésped. Muchas pérdidas encadenadas: dejar nuestro hogar para ir a vivir a "*La Casa dels Xuklis*" en Barcelona, una casa de acogida situada muy cerca del hospital que se convertiría en nuestro campo de batalla; alejarnos de la familia y las amistades, desaparecer del trabajo... Porque el diagnóstico de cáncer es como una bomba que provoca una terrible ola expansiva a su alrededor. Porque detrás de un niño enfermo siempre hay unos padres que, aunque no reciben el tratamiento, sienten que su alma enferma con cada ciclo de quimioterapia, con cada cirugía, con cada efecto colateral de las medicinas. Así me sentía yo, como si el cáncer de mi hijo se hubiese instalado sigilosamente muy dentro de mí. Me costó darme cuenta que yo tenía "metástasis emocionales" que ninguna prueba médica sabía detectar.

Mi mundo se volvió gris, del color de la resignación, del "ir tirando", del que se conforma con mantenerse a flote, de sobrevivir como sea. Por fortuna, los niños conservan esa mirada pura y limpia que les permite seguir sonriendo a pesar de las adversidades, seguir ilusionándose, aunque su futuro cuelgue de un hilo demasiado fino. Ellos, los niños y adolescentes se resistían a vivir en un mundo gris y nos regalaban pinceladas de los más variados colores con cada abrazo, beso o sonrisa. Y así, sin pretenderlo, se convertían en nuestros maestros de vida, en nuestros guerreros sin armadura. Guerreros cuya fortaleza residía en el fondo de sus miradas, donde brillaba la llama de la vida. Mi hijo me enseñó que detrás de esa apariencia extremadamente frágil, ese cuerpo delgado, esa tez pálida y cabeza pelona, había una vida que buscaba la manera de abrirse camino. La enfermedad le robaba muchas cosas pero jamás las ganas de vivir.

No os puedo mentir, es una lucha injusta, desigual, en la que demasiados niños pierden la vida en su infancia. Y hay días que te mueres de la rabia e impotencia al ver que han tenido que cambiar su dulce vida de cuentos y juegos por la dura realidad de una planta de oncología. Maestros de vida y maestros de muerte, porque por desgracia hay estrellas que dejan de brillar a causa del cáncer, pero sus rostros, sonrisas, nombres quedan grabados a fuego en un rincón muy especial de nuestros corazones. Los recordamos con tanto amor que les mantenemos vivos, aunque solo sea en nuestro interior. Por ellos, que lucharon con todas sus fuerzas hasta el final, por los que siguen en plena encrucijada, por los que van a ir llegando a esa planta del hospital, es necesario visibilizar el cáncer infantil y adolescente porque es una realidad que existe.

Ocho años después de aquel descenso al infierno, mi hijo sigue vivo. Salió victorioso de su batalla contra la muerte y ahora disfruta de una segunda oportunidad para gozar de la vida. Aunque la sombra del cáncer sigue muy pegada a sus zapatos. Las visitas al hospital y los controles médicos forman parte de su normalidad, de nuestra normalidad. Nos recuerdan que la vida es frágil y que no hay garantías. Nos recuerdan que somos mortales y que cada día vivido es un regalo. Aprendemos a vivir con la incertidumbre como compañera de viaje, con los fantasmas de nuestros miedos paseándose por nuestra mente. Vamos haciendo camino abrazando la vida en sus días tristes y en sus momentos de felicidad.

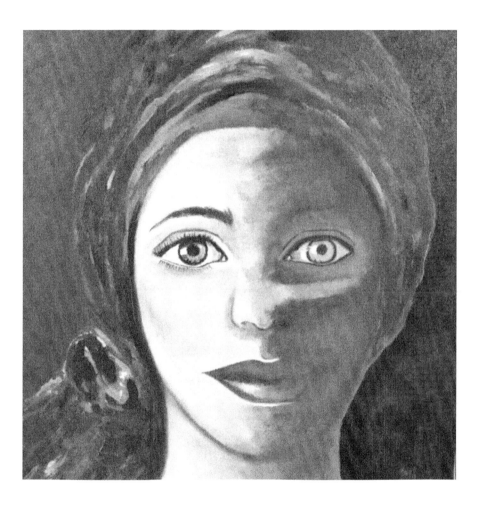

Óleo: **Metamorfosis** de ©Martha Hernández
(@unmardpedres)

Sólo soy una guerrera más en esta dura lucha de
muchas guerreras.

Maitia

© *Silvia Domínguez Navarro (@soysilviadominguez)*

El silencio de siempre se rompió y esta vez lo
quebraste tú.

Recuerdo mirarte a los ojos y abrazarte,
recuerdo como mi corazón en cuestión de segundos
se hacía trizas.

Nos acompañamos un rato bajo el cielo de Madrid,
te miré, abracé y te repetí como siempre lo mucho
que te quería.
Pero esta vez me fui a casa triste, inundada por el
miedo y la angustia.

Lloré y lloré abrazada a la almohada, sentía un vacío
inmenso
y esa amarga sensación de impotencia.
Después escribí. Te escribí una poesía por si algún
día podía dedicártela.
Aquella noche fue la primera vez que escribí llorando
desde la primera palabra a la última.
Escribí llorando y con rabia.
Nunca me había pasado y dolía demasiado.

Mi cabeza no paraba de dar vueltas,
era un constante bucle, lleno de pena y enfado.
Quería hacer algo, pero no podía.
Así que me prometí disfrutarte; por ti, por mí,
por lo que pudiese pasar.

Pasaron las semanas y aquella luz que tenías cuando
nos conocimos se fue apagando.
No tenías la misma mirada, ni el mismo brillo.
Era terriblemente cruel verte apagar.

El tiempo corría y no sé si lo hacía a favor o en contra.
De pronto nos pusimos en aquel temido día.
Recuerdo que no dormí en toda la noche y antes de irme a trabajar te llamé,
no contestabas. Por unos instantes creí que se me caía el mundo encima,
creí que no nos volveríamos a abrazar y nunca nadie volvería a despedirse de mí con besos en la frente,
"*como lo hacías tú.*"

Pero pasó y escuché tu voz.
Todo lo ocurrido había terminado,
solo había sido un mal sueño, una pesadilla.

Me emociona profundamente decir que pude leerte aquella poesía, "*tu poesía*",
que lo hice delante de ti, con los ojos llenos de lágrimas mientras me apretabas fuerte la mano
y como de costumbre me abrazabas con la mirada.

Siempre queda un resquicio de esperanza, por muy feas que se pongan las cosas.
Eso me lo enseñaste tú que, aunque en primer lugar te derrumbaste en mis brazos, supiste recomponerte y no dejar de luchar jamás.

Hoy te veo vivir, te quiero y cuido.
Lo hago porque sí, porque me lo enseñaste tú
GUERRERA.

Nómbrame

© Silvia Salvador Álvarez (@silviasalvadoralvarez)

Solo las palabras que no se nombran

dan miedo.

Solo las que no se lloran

nos impiden abrir los ojos.

Solo las que no se luchan

son las que vencerán.

Las palabras nos identifican

y recorren cada imagen en nuestra memoria

sintiendo ese miedo a perderlo todo.

No te busqué,

pero me encontraste.

Y ahora solo me queda nombrarte

para que el miedo sea lucha

y tu nombre se vuelva vida.

Vienes para vivir en mí

como esa primera respiración

que solo la vida te permite.

Pero no te quedarás.

Viviré a pesar de ti,

cada día, con la fuerza

que nace de cada aliento,

de quien se enfrenta,

no para evitar la caída,

sino para volverse a levantar.

Viviré por encima de ti

y te seguiré nombrando

para que, muy pronto,

esta sea tu despedida.

De cuando despedimos y acompañamos

© *Sonia Castelo Pérez (@soniacastelooficial)*

"Papá tiene cáncer. De pulmón". Enero del 2010. De camino al teatro Infanta Isabel para hacer la función *Sombra de Perro*, una llamada de mi madre vuelve a ponerme en relación directa con la enfermedad.

No era la primera vez. Tres décadas antes, otra llamada, de mi tía. Me pide que la acompañe porque tienen que hacerle una biopsia. Posible cáncer de mama. Por desgracia, confirmado semanas después.

Mi padre se murió con 69 años el 24 de diciembre del 2013, el mismo día que su madre casi cuatro décadas atrás.

Nunca una sombra de perro fue tan alargada, posesiva y paralizante.

A mi tía la sigo disfrutando. Una campeona. Hace algo más de treinta años una mastectomía completa y la extracción quirúrgica de los ganglios linfáticos, no auguraban un buen pronóstico ni una esperanza de vida muy larga. Pues aquí está, estupenda.

Mi padre se fue. Un campeón. Se fue sin querer hablar ni un solo segundo de lo que le pasaba. Cuatro ciclos de quimio, una intervención en pulmón y otra en hígado cuando ya llegó la dinamitadora metástasis. Esa intrusa que luego se hizo okupa en los huesos y, por último, (¿qué le quedaba ya a la *"sin alma"*?), en el sistema linfático.

Tres años en los que mi padre mantenía como podía el humor y la esperanza de que el siguiente paso que los doctores indicaban, sería el definitivo para sanarse. Eso sí lo verbalizaba. Curioso.

Hasta que en su último verano nos dice a mi hermano y a mí que cuando se muera no quiere ni una lágrima. Lo que nos pide es que volvamos al lugar donde estamos, nuestro preferido por aquel entonces, para que brindemos con él con un gin-tonic. No lo cumplimos.

Yo estaba haciendo otra función, en Madrid, donde vivo. Eran las tres de la madrugada del 24 de diciembre de 2013. Una llamada a esas horas... Era mi madre. Mi hijo y yo conocemos la partida de mi padre. Estábamos preparados. Mentira, nadie lo está. Lloras con congoja y sin término. Lo haces, aun sabiendo que ya era lo mejor para él. Lloras llena de vacío de la persona que se va. Eres otra, de repente, de cuajo. Así es la muerte, sea o no esperada.

En Galicia, una ciclogénesis explosiva no nos permite llegar en avión a ninguno de los tres aeropuertos gallegos. Hasta primeras horas de la mañana no logro ponerme en contacto con producción de la obra para decirles que me voy en tren para despedir a mi padre y echar sus cenizas al mar. Odiaba los cementerios.

Llegamos muy tarde, muy muy tarde. La incineración fue precipitada a primera hora del 25 de diciembre. Así yo podía, con mi hermano, permitir que mi padre navegara para siempre. Los dos, sujetándolo y dejándolo ir; entre los dos. Mi madre miraba desde una distancia. Menos mal que mi hijo la sostuvo y no tocó aquella urna aún templada. Yo todavía guardo esa sensación de calidez que por extraño que pueda parecer, aún me reconforta.

Me tenía que ir ya, con prisas. Un taxi pagado por la producción de la función, nos estaba esperando a mi hijo y a mí para que yo pudiera llegar al teatro a tiempo de levantar el telón. Ese 25 de diciembre, con el patio de butacas lleno de gente que quería disfrutar, hice la comedia que tocaba. No me acuerdo de nada. Cuando llegué a casa me maltraté por no haberme despedido de mi padre, por no estar donde tenía que haber estado.

Y con tiempo, con mucho tiempo, fui consciente del momento exacto en el que le apreté fuerte la mano para decirle que se fuera tranquilo. Fue unos meses antes de su final. Yo tenía que volver a Madrid. Él apenas tenía fuerza ya, pero su mano cubrió la mía con vigor y solidez. Nos despedimos en la intimidad y complicidad del silencio que habla a gritos. Ese que nos ancla a la asunción plena del otro. Y, por lo tanto, a la nuestra propia.

Reivindico, no desde entonces, mucho antes ya, el derecho de cada uno a gestionar el tránsito de cualquier proceso, sea cual fuere. Más aún, aquél en el que llega esa certidumbre de que queda poco aquí.

Mi tía también decidió. Ella ha elegido compartir sus miedos, su trabajo, para, en este caso poder convivir con la misma enfermedad. Ha elegido no someterse a una reconstrucción y hablar de sus cicatrices. En la época en la que apareció su cáncer de mama no era tan fácil hacerlo. La mujer se quedaba mutilada físicamente y, desgraciadamente, la sociedad amputaba también su feminidad absoluta. Eras menos mujer. Deseo y reclamo que mañana esto no siga ocurriendo. Que nos despertemos viviendo y tratando el cuerpo de la mujer sin adjetivos ni actitudes que nada dicen de lo que debiera ser una sociedad sana.

Con inmensa felicidad hoy puedo seguir disfrutándola, plena. Como ella es. También sigo disfrutando a mi padre porque lo recupero constantemente. Estoy convencida de que solo desaparecemos del todo cuando nos dejan de pensar. Y me reafirmo en que tampoco nos podemos ir con serenidad si no nos dejan marchar cuando toca.

Han pasado algo más de siete años, papá. Más de treinta años, mi tía. Y muchos campeones como vosotros siguen luchando por vencerle al cáncer. Y los que nos quedamos, seguimos demandando que la investigación sobre esta enfermedad, como mínimo, esté a la altura de la lucha de todos los que la han padecido o padecen.

Abrazo el alma de todos los que estáis en la lucha. Y deseo que, sabiéndonos mortales, acompañemos con generosidad, mucho amor y sonrisas, si puede ser, al que irremediablemente despedimos. El duelo acaba, el modo en el que les hemos acompañado en su final es lo que nos permite seguir adelante.

Zenpoema 2

Mira de forma diferente ahora.
¡¡¡¡Escucha!!!!
        Seguir vivo, la pasión,
            una sonrisa...
                Ríe confiado.

Expresar la vida de forma distinta,
enamorarse del mundo... Volvió a vivir
siempre.

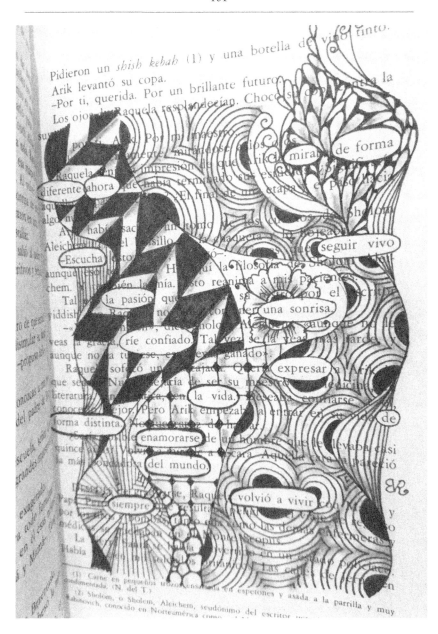

*Obra: **Zenpoema**, de © Belén Vílchez Román*
(@mysticzentangle_ctz @bethlehem_2)

¿Dónde está mamá, papá?

© *Tomás Vaca Dávila TOMMY (@collage_61)*

¿Dónde está mamá, papá?
quiero que vuelva a mi lado.
No te preocupes mi vida
que pronto habrá regresado.

Está en el hospital
para poderse curar,
en lo que dura un suspiro
otra vez buena estará.

Y mientras tanto debemos
seguir haciendo las cosas
como si ella estuviera,
mi dulce hija preciosa.

Te llevará una sorpresa
cuando esté de nuevo en casa,
y tú y yo la cuidaremos,
mientras que el tiempo se pasa.

Tengo ganas de apretarla
en un abrazo sin fin,
que me acompañe a la cama
y me haga sonreír.

Y que me lea otro cuento
de esos que hacen soñar,
que me remeta la ropa
y me dé un beso de paz.

Cierra los ojos mi niña
y sueña que ya está aquí,
mañana iremos a verla
pero ahora, toca dormir.

Hoy necesito un milagro,
Padre que estás en el cielo,
que vuelva pronto su madre
para decirle te quiero.

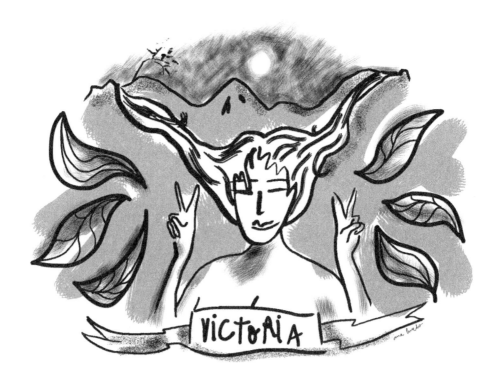

Ilustración: **_Mujer de agua_** _(febrero, 2021)_ de
©Ana Huedo Cuesta (@ana.huedo)

Lo que aprendí de Ralph Floriam

© *Vanessa Zaccaria (@vanessamartazaccaria)*

La tarde que Ralph Floriam me aseguró que iría a morirse, no lo acepté. Lo recuerdo bien.
Nos habían pedido que saliéramos un momento de la habitación del hospital porque tenían que hacerle unas pruebas.
Fue el día en que conocí a su madre. Se llamaba Muriel. Era bajita y joven.
Nos sentamos en unos escalones del patio trasero. Estaban algo mojados por las lluvias de vientos huracanados que caracterizaron aquel verano de 2014. Los pájaros habían vuelto a cantar y el sol se asomó entre los eucaliptos y chocó contra nuestros rostros.
La observé. Tenía los ojos hinchados y sus pómulos prominentes parecían forzar la tenacidad de su piel y de su carácter.

_ *Ya casi se me fue una vez...* _ dijo de pronto, abriendo los ojos _ *Estábamos en este mismo hospital pero en otra habitación*.

Atiné a cebarle un mate sin saber qué más hacer. Lo aceptó pero en vez de sorber, seguía hablando.

_ *Me decía: Ma, me voy, me voy. Los ojos se le pusieron blancos...*

La mano que sostenía el mate le temblaba e intentó con la otra presionar la muñeca contraria para tratar de calmarse. No lo logró. Pequeños palos de yerba cayeron en su pantalón vaquero.

_ *Lo puse en mis brazos y lo abracé. ¿Qué más podía hacer? No lo quería soltar pero... no me dejaron.*

Muriel se detuvo y tomó el mate, pensativa. Afirmaba levemente con su cabeza, con la mirada en alguna baldosa o a muchas millas de distancia de allí. Volvió a cerrar los ojos y me di cuenta de que hacía tiempo que aquella mujer no descansaba.

Una brisa acarició ramas encima de nosotras y pequeñas gotas estacionadas, saltaron a nuestros hombros, refrescándonos.

Pasaron enfermeras dando pitadas rápidas a sus cigarros, una pareja de la mano, un hombre vestido de negro con un café humeante.

Muriel volvió en sí y me devolvió el mate.

_ *Tú me gustas* _ dijo _ *Cuando llegaste, hiciste que Floriam ría.*

Me sonrojé.

Ralph no se atrevía a hablar mal de su novia porque su madre le había criado en la manera feminista. Pero ella le había echado de su departamento cuando se enteró de la leucemia. Ralph me juró que prefería esa reacción, sincera y espontánea, a una provocada por la lástima. A mí no me convenció.

Ambos conscientes de que no era el ambiente ideal para la situación que estaba atravesando, le dejé una habitación. La mía, era una casa vieja que sinceramente se estaba cayendo a pedazos. Ralph nunca se quejó. Compartió los quehaceres de la casa e insistía con lo del apoyo económico. Había logrado vender algunas películas piratas de culto en ferias alternativas, cercanas a los ambientes universitarios, hasta que un día un poli le multó y le quitó todo. Era lo único que poseía. Se deprimió tanto que ahora pienso que fue ahí cuando se dio por vencido. En seguida, se sintió mal y tuvo que ir a internarse. Otra vez.

Lo acompañé hasta la parada del autobús. Era pasada la medianoche. Habíamos dado algunos rodeos antes de salir mientras jugábamos con la gata. No tuve oportunidad de preguntarle por qué.
Dejamos pasar el primero que vimos, a pesar de que los servicios nocturnos suelen tardar más de una hora entre uno y el otro.

_ *¿Estás seguro de que no te querés quedar? Viajás mañana* _ dije.

Nos sentamos.

_ *Sí, estoy seguro. Muchas gracias igual. Gracias por todo. De verdad* _ dijo, y tambaleó tanto las piernas que la casetita de la parada también se sacudió. No había notado su delgadez hasta ese momento. Tragué saliva.
Un 39 se detuvo delante de nosotros y un chofer, con los ojos centelleantes, le abrió y le cerró la puerta a la nada, hasta que volvió a arrancar.
Nos reímos.

_ *¿Dónde vas a quedarte?* _ pregunté.

Ralph no respondió pero lo supe. Le miré más de cerca, como agachándome.

_ *Dice que quiere pintarme* _ confesó.

Nuestras risas invadieron la Avenida Regimiento Patricios y un gato, o una rata asustadiza del mismo tamaño, chocó contra un cubo de basura.

La médica apareció sosteniendo la puerta de salida de emergencia, como si estuviese en un bar.

_ *Bue... bueno... ya pueden entrar, mujeres.*

Noté un sobreesfuerzo en su voz. La puerta se cerró a nuestras espaldas. Aún estábamos en el pasillo, cuando Muriel le agarró del brazo y le espetó con la mirada. No fui capaz de seguir observando la escena, así que entré.

_ *¿Cómo estás?*
_ *Bien...* _ dijo y no era cierto. Hizo un gesto como de abanicar un brazo (el que no tenía el suero) y le tendí un mate, aunque por eso de las bacterias, en realidad no se podía _ *Ahora es otra cosa* _ me dijo después de un rato _ *Aunque no sé cuánto me queda* _ arqueó las cejas _ *Al contrario, nada.*
Reí pero él agachó la vista.

_ *¡No seas tonto!* _ le dije. Pero una extraña sensación en seguida, me invadió el pecho. Me vi como una niña tratando de comprobar la existencia de hadas. Sin embargo, seguí:
_ *¿Te vas a dar por vencido? Eso es de cobardes.*
_ *No, por favor...* _ susurró Ralph, no tenía ni fuerzas para llorar. Cerró los ojos y supe qué hacía tiempo que él tampoco descansaba. ¿Por qué no fui honesta? Si en el fondo, lo sabía. Lo supe cuando descubrí su cuerpo consumido mientras esperábamos aquel nocturno. ¿Por qué no pude ser menos egoísta? Al final, ¡me estaba pareciendo tanto a su novia! A cualquiera de nosotros, individuos criados para creer que podemos darle una estructura concreta a esto que llamamos vida, como si pudiésemos tener un programa de la misma en forma de tríptico en uno de nuestros bolsillos, y la seguridad de quitarlo de ahí y de mirar qué es lo que viene cuando no entendemos bien lo que está pasando. Un croquis de la experiencia que al

prepararlo la achica, la delimita, la ampara y la vuelve insignificante.

Muriel entró con los ojos chispeantes y sin entender por qué dio una palmada al aire. Ralph abrió los ojos y ella se le acercó y le acarició la espalda por un largo rato.

Agarré mi mochila y tropecé con la silla de las visitas. Abracé a mi amigo temblando y él redobló el esfuerzo, sacando fuerzas de algún lado, ambos sabiendo que sería la última vez.

Al irme, Muriel salió detrás de mí. A pesar de la situación, había algo encendido en su rostro.

_ *No te preocupes* _ me dijo. Y como si fuese capaz de leer mis pensamientos, soltó _ *Él lo sabe. A veces, sobran las palabras.*

Por qué ellas y yo no
© *Víctor Fernández Cruz (@elchicodelagorralola)*

Nunca pude comprender cómo existes,
Y no solo por qué a mí no y sí a ellas,
Por qué tienes el horrible valor de atacarlas,
De arrollar al único ser que es inicio de vida.

Por qué les paras el mundo, haciéndoles llegar a
casa con la peor noticia bajo su pecho, su pecho,
Por qué les amenazas de muerte llamándote cáncer,
por qué enamorarte de ellas, aunque no me extraña,
me sorprendería que fueses el único ser que no las
amara.

Pero por qué a mí no, por qué no les descuentas la
metástasis, que anude mi cuerpo, y les niegas la
alegría de recordar que a un hospital solo se acude
para darnos vida, ellas tienen el derecho y el placer
de llenar un mundo de vida.

Por qué tratas de que nos demuestren su valía, si
son el valor más preciado de nosotros, y les obligas
a cortar los cabellos por los que de buen grado te
regalaría yo el resto de mi existencia.

Y por qué ellas y no yo, ellas solo se merecen pasar
por tu lado, y que les esperemos con brazos abiertos
para darnos su amor,
Aún no te entiendo, por qué ellas y yo no...

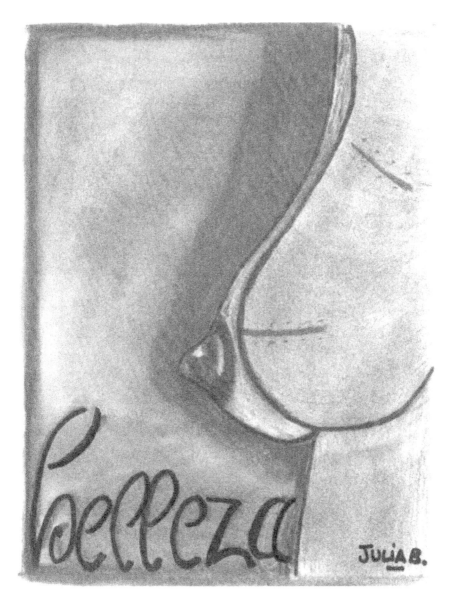

Ilustración de © Julia Baviano (@guerrera_sarmata)

EPÍLOGO
La fábula del pozo, el desierto y el oasis
© *Julia Baviano (@guerrera_sarmata)*

La gente siempre va deprisa, todo lo hace rápido sin prestar atención, de forma mecánica, casi robótica. Piensa mientras camina, estando en el gimnasio, mientras come, ve la televisión, piensa incluso mientras piensa. La gente tiene una vida llena de responsabilidades adquiridas y muchas veces impuestas por la sociedad: acabar los estudios, una casa en propiedad, un coche, un trabajo fijo, una pareja estable, hijos, hijas, una mascota, unos ahorros en la cuenta para el futuro, y saber que, cuando consiga la mayoría de estas cosas, entonces será feliz.

La gente se acuesta muy cansada por las noches, y como no, pensando en todo lo que tiene que hacer al día siguiente. Otros, en cambio, se acuestan diciendo entre suspiros: un día menos.

Victoria estaba en un momento de su vida en el que no quería pertenecer a ninguno de los dos grupos. Pero se veía arrastrada a diario por un torbellino de problemas que oscurecían los amaneceres, porque ella dejaba que eso sucediera.

Pero un buen día, el cielo se nubló de verdad. En esta ocasión no se trataba de suposiciones o imaginaciones. El diagnóstico era claro, la temida palabra **cáncer** había entrado en su vida, en su cuerpo, en su alma, sin previo aviso, sin permiso, sin opción a decidir.

Ella quería pensar que había un sol detrás de todo esto, pero de momento todos los tonos que pintaban su lienzo eran grises, marrones y negros. Y lo peor de todo, ese miedo asfixiante a no poder acabar de dibujar ese lienzo. A quedarse a medias con los pinceles en la mano. Tenía mucho todavía que colorear, muchos colores por estrenar, muchas técnicas nuevas que experimentar. Con su edad, el lienzo estaba a la mitad.

No tuvo apenas tiempo para asimilar lo que estaba ocurriendo, las visitas al hospital, las pruebas de nombres impronunciables, los posibles tratamientos, el no saber cuál era el siguiente paso, todo esto le hacía pensar que esa película de cine mudo, donde se habla siempre más con los ojos y los gestos que con las palabras, no iba con ella. Ella no podía ser la protagonista. Conocía el nombre de algunas conocidas a quién el cáncer había elegido como estrellas para su rodaje, pero ese no podía ser su caso.

Y entre tanto miedo, dudas e incertidumbre, cuando se quiso dar cuenta, Victoria estaba metida en un pozo, un amplio pozo redondo, donde algunas de las piedras sobresalían, donde podía ver alguna planta, alguna raíz, donde el cielo se veía a través del orificio circular, cuál bóveda del Panteón, proyectando una luz cenital que agradecía sobre manera.

Las personas de bata blanca y sonrisa sincera le transmitían tranquilidad y le explicaban que necesitaba estar en ese pozo para conseguir la curación. Ella ahora mismo estaba en la parte más oscura, la que daba más miedo, porque era totalmente desconocida. Esa parte subterránea recibía el nombre de quimioterapia.

Victoria comprendió desde el primer momento que en ese pozo estaba ella sola, que dependía de su fuerza física, y sobre todo psíquica, para aguantar esos seis largos meses. Y ahora también comprendió cómo se pudieron sentir aquellas personas que también estaban o habían estado en ese pozo. La empatía es una virtud que se adquiere ocasionalmente a la fuerza.

Las personas que querían a Victoria se asomaban al pozo, la iluminaban con velas o pequeños farolillos para que no se sintiera ni sola ni a oscuras. A veces se esforzaban por hacerla reír, otras simplemente se quedaban callados, apoyando su cabeza en el borde del pozo, tendiendo su brazo todo lo que podían, mientas Victoria lloraba cuando su reflejo en el agua le respondía con la visión de una chica con pañuelo que no conocía.

Otras veces, sus seres queridos intentaban que se distrajera, entonces le leían cuentos, le cantaban canciones, le explicaban historias de todo tipo. Victoria, cada sesión de quimioterapia que superaba, subía un peldaño más gracias a esas piedras que sobresalían. Cada vez se acercaba más a la superficie. Agradecía poder ver las estrellas, la luna, oír el sonido del viento, el tacto del agua, la caricia del sol. Agradecía todas las muestras de afecto, todas las palabras amables, y las buenas noticias generaban que se agarrara con más fuerza a las piedras y escalara hacia la salida.

Fueron seis meses duros. El tiempo es relativo y dentro del pozo ocurría lo mismo. Ahora tocaba un pequeño descanso. Un breve remanso de paz. Las raíces del pozo formaban una especie de hamaca donde Victoria se pudo tumbar durante un mes para reposar, para coger fuerzas, para enfrentarse a la siguiente planta del pozo llamada operación. Ella tampoco controlaba nada de esto, no sabía seguro cuál sería el resultado exterior y apenas sin quererlo se despedía de su físico tal y como lo conocía. Abrazaba su cuerpo y le daba las gracias por haberla mantenido a flote en la oscuridad del pozo. Comprendió que su cuerpo era el mejor compañero de viaje y decidió venerarlo y cuidarlo más que nunca. Lo acarició, lo besó, le pidió perdón, hizo las paces con él y confió plenamente en las personas de bata blanca y sonrisa sincera.

Victoria ya tenía medio cuerpo fuera del pozo, ya podía ver más el exterior, ya podía sentir los ansiados abrazos de aquellos ojos que se asomaron al pozo en sus peores momentos. Eran esos los abrazos que quería. No hizo caso a los mirones que venían a ver su aspecto o a preguntar cómo había sido su estancia en el pozo. Ella ahora había aprendido a respetarse y a quererse.

Pero todavía no podía salir del pozo, todavía faltaba otro peldaño llamado radioterapia.

Como la gente veía a Victoria con medio cuerpo fuera ya pensaban que estaba bien, que todo aquello había pasado, que esa guerra había llegado a su fin. Pero esas personas lo creían porque nunca habían estado en ese pozo. Y ese peldaño al que se suele restar importancia, también cansa, y quema y se debe respetar y pisar con cuidado, con mucho cuidado.

Ya casi estaba. Parecía mentira, pero estaba sentada en el borde del pozo. Miraba dentro y no se creía que ella hubiera aguantado allí durante tantos meses, lo miraba con respeto, con incredulidad y con miedo, mucho miedo. Por fin estaba fuera. Sabía que había sobrevivido.

Allí estaban para recibirla las manos amables que siempre estuvieron, las sonrisas, el verdadero amor. Se sentía tan agradecida que no podía dejar de mirar alrededor. Miraba el cielo, cerraba los ojos para notar como la brisa se colaba entre su pelo incipiente, quería saborear la vida, se agachó para tocar el suelo y fue entonces cuando se dio cuenta de que todo a su alrededor era arena.

Estaba en medio de un desierto. ¿Cómo podía ser? ¿Acaso lo peor no había pasado? No era capaz de entender nada porque su propia cabeza no era capaz de asimilar la más absoluta de las felicidades con la incertidumbre. No era capaz de entender cómo se podía convivir con la mayor de las victorias temiendo tener que regresar al campo de batalla. Y lo peor de todo, es que después de estar más de ocho meses metida completamente sola en un pozo, ahora, cuando por fin había logrado salir, por primera vez entendía el significado de soledad.

En el pozo, siempre estuvo acompañada. Le dijeron de algún modo qué piedra pisar para poder ascender, que raíz coger para poder trepar. Pero ahora, delante de este inmenso desierto pensó: ¿Qué tengo que hacer?

Llegó el momento de parar y escuchar al corazón. De pensar cómo afrontar ahora la travesía de ese desierto. Porque nadie le había enseñado ni hablado de él. Tenía en su cabeza la idea de una fiesta quizás, donde poder celebrar haber salido del pozo, un viaje, un... lo que sea menos un desierto y un miedo atroz a la posibilidad de volver a tener que entrar en él.

Entonces Victoria escuchó a la mujer sabia en la que se había convertido. Todo este proceso la había fortalecido, había aprendido a escucharse y permitirse, había aprendido a bajar las revoluciones, a distinguir las prioridades, a respirar. Sí, algo tan sencillo como respirar se convierte en algo automático que no valoramos. Y así, mientras escuchaba sus propias necesidades, comenzó a caminar. Se dejó llevar, fluir, las piernas dirigidas instintivamente por la mente sabían dónde dirigirse.

Llegó a un oasis. Un verdadero oasis rodeado por ese arduo desierto. Allí tenía todo lo que necesitaba: agua, comida, sombra para refugiarse del sol y una pequeña tienda de campaña para guarecerse del frío y del agua. En ese oasis le esperaban esas personas que la querían con el corazón. No necesitaba nada más para sentirse la persona más afortunada del mundo. **Comenzó a entender cuál era el verdadero significado de la palabra abundancia. De la palabra aceptación.**

Supo que ella, y solo ella, podía elegir como quería seguir pintando su lienzo. Podía volver al pozo y sentarse allí a pasar el resto de los días, recordando cómo era su interior y sufriendo un miedo desgarrador por poder volver a entrar.

O bien quedarse en ese oasis, pintando su lienzo con los colores más vivos que jamás hubiera imaginado, saboreando las cosas más sencillas, ilusionándose con todo como una niña pequeña, pintado hasta las esquinas de esa gran obra de arte que era su propia vida.

Victoria se aferró a su oasis y en él pudo convivir con el cáncer. Al principio tenía que salir de él cada seis meses para someterse a revisión. Pero siempre salía sabiendo que regresaría a él.

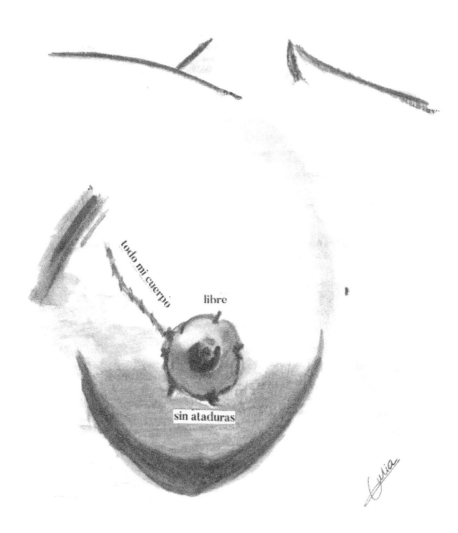

Ilustración de © Julia Baviano (@guerrera_sarmata)

Índice

... y esto surgió así...

Han pasado casi cinco años de aquel *"día cualquiera de finales de agosto."*
Aún recuerdo que salimos a la calle después de que una tenue tormenta dejara empapada la ciudad, un mes sin ir a visitarla.
Tiempo.
Siempre la maldita excusa del tiempo. Ahora, sigue pasando lo mismo.

Recuerdo como con el semblante serio, y mirándome con cierta angustia y temor a los ojos, me dijo aquellas palabras:

"Me ha salido un bulto en el pecho."

Sigo sin recordar si respondí al instante o no, lo que sí recuerdo es que nada volvió a ser lo mismo, la percepción del tiempo, por fin, adquiría algo de sentido y algo dentro de mí, se desquebrajaba en mil pedazos muy pequeños.

Me enfadé con ella, y en cierta manera, aún lo estoy.
Me enfadé conmigo, y eso no va a cambiar nunca.
Hacía cerca de un mes que aquella piedra estaba haciéndose en lugar en el interior de su pecho izquierdo.

"No os he dicho nada por no estropearos las vacaciones..."

Y los pedazos desquebrajados salieron volando en todas direcciones.

A día de hoy, cinco años después, sigo pensando en las discusiones pasadas que teníamos, en la jubilación de mi padre quince días después de la aparición del cáncer, en aquella niña asustada que nunca ha dejado de serlo, que volvía a esconderse debajo de las sábanas por completo para no ver la oscuridad, haciéndose un ovillo con el cuerpo.

Un mes y medio después, la piedra fue extirpada en una operación que duró más de cuatro horas. Con esa operación desapareció, también, parte de su pecho y parte del calor de su mirada pasada, dando paso a un año de tratamientos de quimioterapia y radioterapia, cambios físicos y psicológicos y visitas constantes a la Unidad de Patología Mamaria del Hospital Vall d'Hebron de Barcelona.

Mamá no ha vuelto a ser la misma, tiene el miedo instalado en los ojos, pero también el ejemplo y el orgullo de saber que estuvimos cerca y que sacó una fuerza que no conocía de ella misma.

Esta Antología es mi homenaje a ella, a Ana María, a mi madre. Esta Antología es fruto de una promesa que hice al cielo si me permitía disfrutarla unos años más: hacer todo lo que estuviera en mi mano para lograr que la investigación del cáncer sea considerada una de las prioridades en este país.

Unos años después, la vida me puso en el camino a Julia (mi Guerrera Sármata), mi paralela en esta aventura, la persona que ha manejado el timón en mis momentos de zozobra, que no han sido pocos, ella, que ha pasado por el mismo proceso que mi madre, se ha convertido en un ángel protector que me ha dado sus alas para llevar a cabo este libro que tenéis en las manos.

Sin Julia no hubiera sido posible, eso lo tengo claro, clarísimo. Ella no es solo timón, es barco y mapa en Diagnóstico: ¿guerreras? , ella es mi ejemplo y el espejo en el que me miro cuando por, algunos instantes, pierdo la energía.

Aún nos queda camino por recorrer juntas, Julia.

Gracias por formar parte de esta ilusión desde el germen. Por ti, por mamá y por tod@s.

Marta Garcês

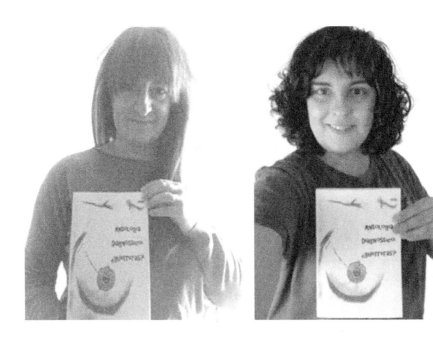

*En la imagen, Marta Garcês y Julia Baviano, con la copia 0 de la **Antología Diagnóstico: ¿guerreras?***

Printed in Great Britain
by Amazon

79457330R20108